U0339091

Atlas of Male Genitourethral Surgery
The Illustrated Guide

男性泌尿生殖手术图谱

　　　　　　〔英〕　阿瑟夫·穆尼尔

主　编　　　　曼耐特·艾莉亚

　　　　　〔美〕杰拉尔德·H.乔丹

主　译　杨长海

副主译　刘大振　马庆彤

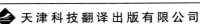

天津出版传媒集团

天津科技翻译出版有限公司

著作权合同登记号：图字：02 – 2014 – 489

图书在版编目（CIP）数据

男性泌尿生殖手术图谱/（英）阿瑟夫·穆尼尔（Asif Muneer），（英）曼耐特·艾莉亚（Manit Arya），（美）杰拉尔德·H. 乔丹（Gerald H. Jordan）主编；杨长海等译. —天津：天津科技翻译出版有限公司，2016. 10
书名原文：Atlas of Male Genitourethral Surgery：The Illustrated Guide
ISBN 978 – 7 – 5433 – 3628 – 5

Ⅰ. ①男… Ⅱ. ①阿… ②曼… ③杰… ④杨… Ⅲ. ①泌尿生殖系统 – 泌尿系统疾病 – 泌尿系统外科手术 – 图谱 Ⅳ. ①R699 – 64

中国版本图书馆 CIP 数据核字（2016）第 174879 号

授权单位：John Wiley & Sons Limited.
出　　版：天津科技翻译出版有限公司
出 版 人：刘 庆
地　　址：天津市南开区白堤路 244 号
邮政编码：300192
电　　话：（022）87894896
传　　真：（022）87895650
网　　址：www. tsttpc. com
印　　刷：山东鸿君杰文化发展有限公司
发　　行：全国新华书店
版本记录：787 × 1092　16 开本　12.25 印张　294 千字
　　　　　2016 年 10 月第 1 版　2016 年 10 月第 1 次印刷
　　　　　定价：138.00 元

（如发现印装问题，可与出版社调换）

译者名单

主　译

杨长海　天津医科大学总医院

副主译

刘大振　天津医科大学总医院

马庆彤　天津市第一中心医院

翻译人员（按姓氏汉语拼音排序）

冯起庆　天津市人民医院

侯瑞鹏　天津市人民医院

刘光明　天津市第一中心医院

马洪顺　天津市第一中心医院

汤坤龙　天津医科大学总医院

王海峰　天津市第一中心医院

吴建辉　天津市第一中心医院

杨洪海　天津市黄河医院

杨世强　天津市第一中心医院

编者名单

Daniela E. Andrich MD, MSc, FRCS(Urol)
Consultant Urological Surgeon
University College London Hospitals
London, UK

Manit Arya MD, FRCS(Urol)
Senior Lecturer and Honorary Consultant
Urological Surgeon
University College London Hospitals and
Barts Cancer Institute
Barts and The London School of Medicine
and Dentistry
Queen Mary University of London
London, UK

Jonas S. Benson MD
Urology Fellow
Department of Endourology
Loyola Medical Center
Maywood, IL, USA

Nicol C. Bush MD
Assistant Professor Pediatric Urology
UT Southwestern Medical Center;
Children's Medical Center Dallas
Dallas, TX, USA

Abraham Cherian MS, DNB, FRCS, FRCS(PaedSurg)
Consultant Paediatric Urologist
Great Ormond Street Hospital for Children
London, UK

Nim Christopher FRCS(Urol)
Consultant Uro-Andrologist
St. Peter's Andrology Centre;
Institute of Urology
University College London Hospitals
London, UK

Giulio Garaffa MD, FRCS (ad eundem)
Consultant Urologist
St. Peter's Andrology Centre;
University College London Hospitals
London, UK

Simon Horenblas MD, PhD, FEBU
Professor of Urological Oncology
Chief, Department of Urology
Netherlands Cancer Institute-Antoni van
Leeuwenhoek Hospital
Amsterdam, The Netherlands

Laurence A. Levine MD, FACS
Professor of Urology
Rush University Medical Center
Chicago, IL, USA

Vishy Mahadevan PhD, FRCS
Barbers' Company Professor of Anatomy
The Royal College of Surgeons of England
London, UK

Peter R. Malone MBBS, FRCS, MS, FEBU
Consultant Urological Surgeon
Royal Berkshire Hospital
Reading, UK

Suks Minhas MD, FRCS(Urol)
Consultant Uro-Andrologist
University College London Hospitals
London, UK

Rahul Mistry MBChB, FRCS(Urol)
Urology Fellow
Christian Medical College
Vellore, India

Afshin Mosahebi FRCS, FRCS(Plast), PhD, MBA
Consultant Plastic Surgeon
The Royal Free Hospital
London, UK

Anthony R. Mundy MS, FRCP, FRCS
Professor of Urology and Director
Institute of Urology
University College London Hospitals
London, UK

Asif Muneer BSc, MB, MD, FRCS(Urol)
Consultant Urological Surgeon and
Andrologist
University College London Hospitals
Honorary Senior Lecturer
University College London
London, UK

Imran Mushtaq MD, FRCS(PaedSurg)
Consultant Paediatric Urologist
Great Ormond Street Hospital for Children
London, UK

David J. Ralph BSc, MS, FRCS(Urol)
St. Peter's Andrology Centre;
University College London Hospitals
London, UK

Rowland Rees BSc, FRCS(Urol)
Consultant Urological Surgeon
Department of Urology
University Hospital Southampton
Southampton, UK

Salvatore Sansalone MD
Senior Lecturer in Urology
Department of Experimental Medicine and
Surgery
University of Rome Tor Vergata
Rome, Italy

Majid Shabbir MD, FRCS(Urol)
Consultant Andrologist
Guy's Hospital
London, UK

**Iqbal S. Shergill BSc, MRCS,
FRCS(Urol)**
Consultant Urological Surgeon

Wrexham Maelor Hospital
Wrexham;
Honorary Senior Lecturer
University of Manchester
Manchester, UK

Warren T. Snodgrass MD
Professor of Urology
Chief of Pediatric Urology
UT Southwestern Medical Center;
Children's Medical Center Dallas
Dallas, TX, USA

Additional illustrations by

Tor N.O. Ercleve BSc, MBChB, FACEM
Emergency Staff Specialist
Sir Charles Gairdner Hospital;
Senior Clinical Lecturer
University of Western Australia
Perth, WA, Australia

**Duncan Summerton BSc, MB,
FRCS(Ed,Eng&Urol)**
Consultant Urological Surgeon and
Honorary Senior Lecturer
University Hospitals of Leicester NHS Trust
Leicester, UK

Alex C.S. Woollard BSc, BM
Specialty Registrar in Plastic Surgery
The Royal Free Hospital
London, UK

译者前言

泌尿男科学在我国起步较晚,在数十年的发展中虽然取得了长足进步,但是与国外先进国家相比,还有一定的差距。在国际上,男科学取得了快速发展,许多新技术、新材料、新设备、新的手术方式不断被推出,其发展可以说是日新月异。

近年来,男科领域在我国越来越受到业界的重视,涉及泌尿生殖系的男性患者对健康的需求也日趋增加。然而,国内业界专门论及男性泌尿生殖道疾病的书籍却较少,尤其是男性泌尿生殖系手术图谱。

由 Wiley-Blackwell 出版的《男性泌尿生殖手术图谱》(*Atlas of Male Genitourethral Surgery*),以全彩插图辅以简要文字说明的形式,专门对男性尿道生殖疾病的外科手术治疗进行了全面讲解和展示;对泌尿外科男性生殖系的关键领域,如阴茎弯曲的外科手术、尿道重建和人工尿道括约肌、阴茎和阴囊的重建、男性不育的外科手术、勃起功能障碍的外科手术、阴茎癌的外科手术等进行了阐述。此外,书中介绍了一些最新研发的手术技术和术式,特别是涉及许多泌尿生殖系统重建的手术治疗,是国际上同类书中所没有的。

本书各章以介绍疾病的特点和难点开始,继而论及手术方法、手术风险、术前准备、手术步骤、手术技术、手术技巧、术后护理、手术并发症等规范性的临床描述,一些章节的结尾还提供了提高手术技巧和效果的指导。本书在内容上体现了男科泌尿生殖手术技术的先进性、系统性、直观性、指导性、实用性,是一本供广大泌尿外科医师学习和提高男性生殖外科手术技术的参考书。

由于我们的翻译水平有限,加之原版书涉及一些最新的专业词汇,书中难免存在错误之处,恳请读者给予批评和指正,以便我们不断进步,在此向广大读者表示诚挚的感谢。

2016 年 9 月于天津

前　言

我与阿瑟夫·穆尼尔(Asif Muneer)和曼耐特·艾莉亚(Manit Arya)很高兴能为你们呈上这本手术图谱。本书图文并茂地分步描述了多种男性泌尿生殖系统重建手术，其中的许多种术式是其他图谱中未涉及的。

虽然图示的许多阴茎畸形往往成为人们谈笑的话题，但阴茎常常是疾病和(或)外伤所致异常的受害者。此外，先天性阴茎异常普遍存在，其常见得令人惊讶。对勃起功能障碍这类疾病，近年来已进行了详细的论述，而且现在已有很多种药物和手术治疗手段可供选择。阴茎癌、阴茎增大和其他一些难治的病变均可在世界各地的高级医学中心得到处理。最近对这些难题已研发出一些新的外科手术和矫正技术。

每章开头先介绍疾病的特点和难点，接着分步讲述用于治疗该病的手术方法，每章结尾配有提高手术技巧和效果的小贴士。我们已请各位专家充分阐述了他们处理问题的方式和方法，希望这些能对你们有所帮助，或者至少能部分地影响你们现在的操作习惯。本书旨在帮助有经验的医生拓展手术技能，或帮助你们找到一些泌尿生殖系统的其他手术方法。

杰拉尔德·H.乔丹(Gerald H. Jordan)

致　谢

　　我们要感谢所有参与本书的编写者和出版团队，感谢他们付出宝贵的时间和精力，帮助我们完成这本图谱的编辑。最后，感谢我们所有的家人和朋友们，谢谢你们的耐心支持。

目　录

第 1 章

男性外生殖器的手术解剖

Vishy Mahadevan

The Royal College of Surgeons of England, London, UK

引言

与所有外科手术一样，对于解剖结构的了解，不仅可以方便泌尿生殖整形外科医生规划重建手术，当遇到困难的病例及处理并发症或翻修手术时，也可以让他们回到基本的解剖原则。

会阴

男性外生殖器包括阴茎、阴囊和阴囊内容物。任何详细的外生殖器的解剖描述，无论男性或女性，没有对会阴解剖进行预先阐述都是不完整的。会阴是指躯干的最低部分。它紧贴盆底下方(肛提肌)，两侧是股近端内侧及臀部下端。当双股和臀部外展，会阴则勾勒于下骨盆腔隙的骨-韧带结构内。这一结构的轮廓为菱形(图 1.1)；其中菱形的四角分别为耻骨下角前方(长箭头)、尾骨后方(短箭头)和左右两侧坐骨结节。菱形的四边分别为左、右耻骨坐骨支前侧和左、右骶结节韧带后外侧下缘(图 1.1)。

图中两侧坐骨结节前方的连线将会阴划分成两个三角形区域。前方的部分是较小的三角，被称为会阴尿生殖三角(尿生殖区)，而较大的后方部分是会阴肛门三角（肛门区)。会阴肛门三角在男女两性中结构是相似的，包含居中的肛管及其两侧的左、右坐骨肛门窝(坐骨直肠窝)。

由两侧坐骨耻骨支的内面横跨会阴尿生殖三角的一层明显的筋膜被称为会阴膜。会阴膜外形为菱形，并局限于会阴的尿生殖三角内(图 1.2)。

它将尿生殖三角划分为两个主要区域：会阴深袋和会阴浅袋。会阴深袋位于会阴膜深部(即上方)，包含膜部尿道、尿道外括约肌(自主横纹肌括约肌)和深横会阴肌。此外，男性的尿道球腺(Cowper's glands)位于会阴深袋内、膜部尿道的后外侧。然而，尿道球腺的导管穿过会阴膜并开口于会阴浅袋内的尿道球部。

会阴浅袋位于会阴膜浅层(即下方)。这种浅、深会阴袋的划分方法在男性更加明显和容易(由于男性的会阴膜更实体化和易辨识)。男性外生殖器完全位于会阴浅袋内。会阴膜前缘与耻骨联合下缘间隙内有阴茎背深静脉走行(或女性的阴蒂背静脉)。

会阴尿生殖区筋膜层相关术语

男性和女性的前腹壁浅筋膜深层（即 Scarpa 筋膜)均延伸至会阴的尿生殖三角，形成会阴浅筋膜。在男性中，会阴浅筋膜层延伸至阴囊，成为阴囊筋膜(即肉膜)，其表面覆有光滑的肌肉。会阴浅筋膜进一步延伸，越过阴茎体的部分称为阴茎浅筋膜，而其余部分则

1

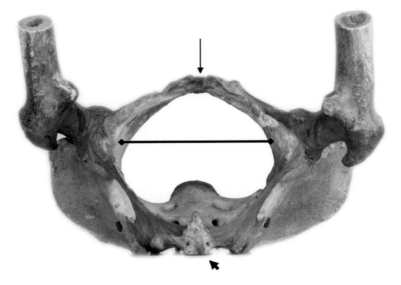

图 1.1　显示出尿生殖区和肛门区的骨盆出口。分隔线将出口分隔成一个三角形的前泌尿生殖区,外生殖器就包含在其中。肛门区则包括肛管和坐骨肛门窝。

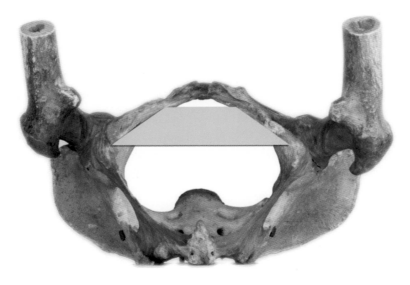

图 1.2　位于会阴的尿生殖三角中的菱形会阴膜轮廓。

与会阴膜的后缘和外翻的坐耻支的外缘相连接,称为 Colles 筋膜。会阴浅袋是指会阴膜与其上覆盖的会阴浅筋膜之间的部分,包括男性的阴茎根以及相关的肌肉。由于会阴浅筋膜延伸至阴囊以及阴茎体的周围,会阴浅袋也可以说包括了阴囊内容物和阴茎体在内。

会阴浅筋膜深处有一独特的筋膜层,它围绕着阴茎体中的勃起柱(即融合在一起的阴茎海绵体和尿道海绵体),被称为阴茎深筋膜,也称为 Buck 筋膜。进一步追踪发现,Buck 筋膜与阴茎根外围的肌肉上覆盖的深筋膜(即 Gallaudet 筋膜)相连。

会阴的供血主要来源于左侧和右侧深部的阴部内动脉,均为相应的髂内动脉前分支的末端分支。静脉回流至同侧的阴部内静脉,然后再流至髂内静脉。所有会阴部随意肌的运动神经支配和多数会阴皮肤神经支配均由左侧和右侧的阴部神经控制。阴部神经是骶神经丛的一个分支，出自骶 S2、S3 和 S4 神经。

阴部内动脉和阴部神经，分别被称为会阴的动脉和神经。这些结构均源自盆腔(即骨盆底以上部分)，从盆腔出发，穿过同侧的坐骨大孔(盆壁后外侧上的一个孔)。这些神经和动脉(以及相应的静脉)在坐骨棘尖端周围突然转向，向骨盆底下方延伸，进入会阴外侧壁中的闭孔筋膜内的一个筋膜管道(阴部管)中。

阴囊及其内容物

阴囊是一个悬垂的皮囊，包裹着睾丸、附睾和精索下端及其相应的覆盖物。阴囊实际上是前腹壁的皮肤和皮下组织向会阴的泌尿生殖区延伸的产物。阴囊悬于耻骨弓下方，位于阴茎根后下方。

阴囊的皮肤有毛发覆盖，相对较薄，颜色通常比相邻的大腿和耻骨区的皮肤较深。阴囊中含有大量汗腺和皮脂腺。阴囊不含皮下脂肪，这一特征被认为对于维持阴囊内温度低于体温至关重要，而这也正是正常的生精功能所必需的。阴囊皮肤上的褶皱是由于其下的肉膜收缩而造成的。

阴囊的正中隔将其分成左右两室。正中隔本质上是阴囊肉膜层的内折。左半侧阴囊通常比右半侧悬得较低。根据阴囊表面细窄的中间脊线，即阴囊中线，可判断正中隔在阴囊内的位置。阴囊中线向前延伸与阴茎中缝(位于阴茎下面)连接，向后延伸与会阴缝(会阴缝向后延伸至靠近肛门的前缘)连接。在阴囊的左右两室中，阴囊筋膜的深处，各有三个同心排列、紧密连接的筋膜包裹在精索上，自外而内分别称为精索外筋膜、提睾肌筋膜和精索内筋膜。精索内筋膜内含有睾丸鞘膜，为双层浆膜，其壁较薄，且两层之间有一液体薄层。睾丸鞘膜位于睾丸和附睾的前面和侧面。

睾丸为卵形，质坚，长轴处于垂直方向，

表面由一层厚实的称作白膜的白色纤维膜包裹。白膜向睾丸内延伸形成睾丸纵隔，并进一步凸入许多睾丸小叶中。每个睾丸小叶内均含有 2~3 个高度盘曲的细精管。各小叶中的细精管随后在丛状结构的睾丸网上汇集。从睾丸网发出 12~15 条小管(睾丸输出小管)，穿过白膜进入附睾头部。附睾也是较为坚实的结构，但比睾丸稍软。其功能是作为精子贮存和成熟的容器。附睾位于睾丸的后外侧，对此位置关系的认识在睾丸和附睾症状的临床诊断中至关重要。睾丸的供血来自睾丸动脉，其是腹主动脉的直接分支。睾丸动脉沿后腹壁往下，穿过腹股沟深环，进入腹股沟管，并在腹股沟管浅环处再次出现，进入精索，同时进入的还有精索的组成部分(睾丸淋巴管、输精管、输精管动脉、蔓状静脉丛/睾丸静脉、交感神经纤维、提睾肌动脉、生殖股神经的生殖器分支等)。

附睾较大的上部为头部(或称附睾头)，而下部较窄的一端则为尾部(或称附睾尾)。处于中间的部分则称为附睾体。除了由睾丸网延伸至附睾头的输出小管之外，睾丸和附睾之间并无直接的实体连接。睾丸和附睾之间狭窄的缝隙称作附睾窦。附睾的供血来自睾丸动脉。

输精管是附睾尾的直接延伸。输精管向上延伸至附睾的中部并进入精索。输精管的供血来自输精管动脉，其是膀胱下动脉的一个分支。

阴囊的供血、淋巴回流和皮肤神经支配

阴囊壁前表面的供血同时来自阴部外浅动脉和阴部外深动脉，这两个动脉均为股动脉的早期分支。它们从腹股沟韧带下方的股动脉出发，沿中部行至阴囊，为相应一侧的阴囊前侧供血。阴囊壁后侧的供血来自阴囊后动脉，其是阴囊动脉的分支，而阴囊动脉则是阴部内动脉的一个分支。阴囊前壁上的动脉趋向于横向流动，而为阴囊后壁供血的动脉则是纵向流动。因此，密布血管的阴囊皮肤就形成了大量皮瓣，并进而转移至尿道、阴茎和腹股沟区。

从阴囊壁的静脉回流主要是通过两侧的阴部外浅静脉和阴部外深静脉进入同侧的大隐静脉。阴囊中线无偏倚的回流是出现一些症状如阴囊淋巴水肿时重要的考虑因素。

淋巴从阴囊壁回流至同侧的腹股沟浅淋巴结。然而，阴囊内容物的淋巴回流则不同。睾丸的淋巴进入精索，并最终回流至靠近性腺动脉源头的主动脉旁淋巴结（约位于脊椎L2位置）。附睾的淋巴主要回流至同侧的髂内淋巴结。

阴囊前侧的皮肤神经支配由左侧和右侧的髂腹股沟神经（L1）控制。每个神经支配相应阴囊前侧的1/3。生殖股神经的生殖器分支起到少量的支配作用。后阴囊皮由会阴神经（阴部神经的分支）的阴囊分支支配，此外股后皮神经的会阴分支也有一定支配作用。后阴囊皮对应于S3皮区。

阴囊壁中的肉膜由交感神经纤维通过生殖股神经的生殖器分支加以支配。

阴茎

阴茎是男性的交配器官，系指完整长度的尿道海绵体（可分为尿道球部、悬垂的阴茎体部分和阴茎头部分）。尿道的阴茎头部分最近又被分为两部分，即舟状窝和尿道口。未勃起的阴茎悬于耻骨联合下方，阴囊的前方，覆于阴囊中线的上方。阴茎勃起时，阴茎的背面朝向前腹壁。因此，当阴茎松弛时，其背面向前，腹侧向后。

阴茎由三部分构成：阴茎根、阴茎体和阴茎头。阴茎根是该器官的近端，与会阴膜的下面和坐耻支的内侧紧密连接，由三种不同程度延展的勃起组织构成：两个阴茎脚（一边一个）和位于中间的尿道球部（图1.3）。

每个阴茎脚都与它那一边的坐耻支内侧相连，直接位于坐骨结节的前面，并有一部分与邻近的会阴膜的下面相连，而尿道球部则整个与会阴膜的下面相连接。每个阴茎脚都由相应的坐骨海绵体肌覆盖，而尿道球部则由球海绵体肌覆盖。对此准确的术语是坐骨海绵体肌中线融合。在远端，阴茎根的这三个部分（两个阴茎脚和一个尿道球部）在阴茎体的近端相互汇聚，两个阴茎脚延伸进入阴茎体中成为海绵体，尿道球部则仍为尿道海绵体。其肌肉（坐骨海绵体肌和球海绵体肌）不延伸至阴茎体中（图1.4）。

阴茎体由三列勃起组织构成：左侧和右侧的阴茎海绵体和中间的尿道海绵体。两侧的阴茎海绵体并排位于中间的尿道海绵体的

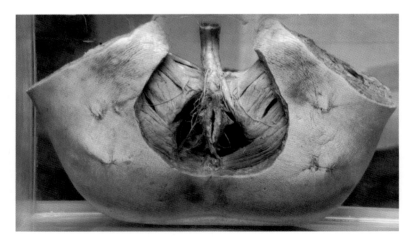

图1.3 尸体解剖显示阴茎根的起点及其血管供应。

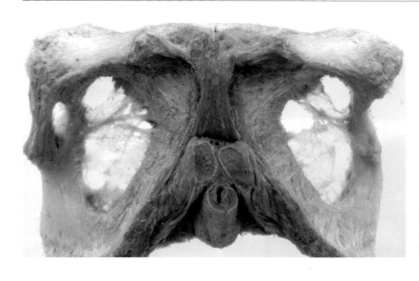

图 1.4　尸体解剖显示阴茎根的三个组成部分，它们进一步形成阴茎体。

背侧，尿道海绵体则位于并列的阴茎海绵体之间的纵向凹槽中。阴茎脚、尿道球部和相应的海绵体均由海绵状的结缔组织构成，密布血管的窦状隙相互连接形成的网络构成了这些结缔组织。

　　尿道海绵体和两个阴茎海绵体分别被包含在一个称为白膜的致密纤维鞘中。两个阴茎海绵体的纤维鞘相互融合，形成阴茎中隔，这两个纤维鞘与尿道海绵体的纤维鞘在阴茎的腹侧进一步融合。所有的纤维鞘都被阴茎深筋膜（Buck 筋膜）包裹。阴茎中隔在某些地方并不完全，使得两侧的阴茎海绵体勃起组织能够相互交流。阴茎海绵体和尿道海绵体之间的关系是动态变化的，并借此在近端时向背侧转移，在阴茎体部分位于中间，在阴茎头的勃起组织则向腹侧转移（图 1.5）。

　　阴茎头位于阴茎远端，某种程度上呈圆锥形（橡子状），实际上是尿道海绵体的延伸。阴茎头与阴茎体的界线是一圈倾斜的浅沟，称为阴茎颈。阴茎头的基底有一环状边缘，部

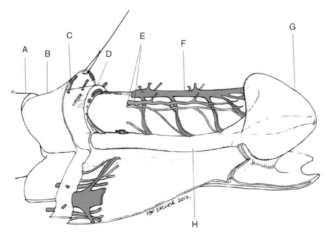

图 1.5　阴茎的皮肤层和筋膜层及其神经血管术的位置。A，皮肤；B，疏松结缔组织和肉膜层；C，背浅静脉；D，Buck 筋膜；E，背深动脉和神经；F，背深静脉；G，阴茎头；H，尿道海绵体。（来源：Tor Ercleve. Reproduced with permission of Tor Ercleve.）

分悬于阴茎颈上，称为阴茎头冠。

　　阴茎的皮肤较薄，色暗深，无毛发（除阴茎体近端外），能够非常自由地活动。阴茎的皮肤从阴茎颈向远端延伸，则为包皮。包皮为环状，双层，可自由伸缩包住阴茎头。包皮包住阴茎头的程度因人而异。包皮系带是从包皮的内层至阴茎头腹侧靠近尿道外口的皮肤中间的皮褶。

阴茎的供血、淋巴回流和神经支配

　　阴茎的动脉供血仅来自于左侧和右侧的阴部内深动脉，每侧均形成阴茎动脉，然后再分成尿道球部动脉、阴茎深动脉（在泌尿学文献中即为阴茎海绵体动脉）和阴茎背动脉（图1.6）。

　　尿道球部动脉为尿道球部、尿道海绵体、阴茎头和整个海绵状尿道供血。阴茎深动脉

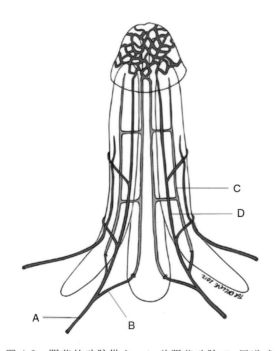

图1.6　阴茎的动脉供血。A，总阴茎动脉；B，尿道球部动脉；C，阴茎深动脉（阴茎海绵体动脉）；D，阴茎背动脉。（来源：Tor Ercleve. Reproduced with permission of Tor Ercleve.）

为同侧的阴茎脚和相应的阴茎海绵体供血。阴茎深动脉进入阴茎脚中，分散成大量螺旋状的分支，为整个勃起组织供血。阴茎背动脉为阴茎皮肤、肉膜层和深筋膜层供血。阴茎深动脉和阴茎背动脉在远端的阴茎头勃起组织中形成分支，以便将血液逆行灌注至尿道海绵体中。

　　阴茎皮肤和浅层结构的静脉回流流往两侧的阴部外浅静脉，进而流至右侧和左侧的大隐静脉。包括勃起组织在内的深层结构的静脉回流流至阴茎背深静脉，然后在耻骨联合下回流至前列腺静脉丛（即Santorini静脉丛）。

　　阴茎的淋巴回流如下：阴茎皮肤的淋巴回流至两侧的腹股沟浅淋巴结。阴茎头以及尿道海绵体和阴茎海绵体远端部分的淋巴回流至腹股沟深淋巴结，进而回流至髂外淋巴结。勃起组织近端的淋巴回流至髂内淋巴结。

　　阴茎的皮肤神经支配来自于左侧和右侧的阴茎背神经，控制着阴茎背侧皮肤、阴茎头和尿道口。每侧的阴茎背神经均是相应的阴部神经的末端分支。阴茎腹侧的皮肤由右侧和左侧的阴囊后神经支配，它们是相应的会阴神经的分支。阴茎皮肤是S2皮区的代表。

　　阴茎根的肌肉——球海绵体肌和坐骨海绵体肌，均为横纹肌，其运动神经受右侧和左侧的会阴神经支配，它们均为相应的阴部神经的末端分支。

　　由阴茎海绵体和尿道海绵体构成的勃起组织受盆内脏神经中的副交感神经纤维（S2、S3和S4）支配。

阴茎的韧带支撑

　　阴茎背侧阴茎根与阴茎体的连接处有两个韧带，起悬吊支撑的作用，其在更深的位置则被称为悬韧带（或三角韧带）。悬韧带从耻骨联合前面的连接处出发，向下与两侧阴茎体近端的Buck筋膜融合。其他韧带称作袢状韧带，从耻骨上方的白线下端出发，

下行并在左右两侧分成薄片,沿着阴茎体近端的两侧行至阴茎腹侧(下侧)会合,进入阴囊中隔。

　　骨盆环前部受到创伤会造成某一韧带结构的损伤,并导致阴茎勃起时阴茎体腹侧弯曲。

（刘大振　译　杨长海　校）

第 2 章

泌尿生殖道手术围术期的基本原则

Rahul Mistry[1], Iqbal S. Shergill[2], Manit Arya[3], Anthony R. Mundy[3]

[1] Christian Medical College, Vellore, India
[2] Wrexham Maelor Hospital, Wrexham, UK
[3] University College London Hospitals, London, UK

引言

相比手术步骤和相关解剖结构方面的知识，为患者选择适当的手术策略更为重要，这样才能保证患者获得理想的结果。重要的是，这种方法需要为患者就手术风险和预期做充分的术前咨询，并做细致的术前准备和术后护理。

术前准备

一旦决定施行某个手术，医生应当与麻醉组一起对患者做预评估，确保所有明显的共存病都得到了适当的处理。这也使患者明确用药的改变，包括停用或调整抗凝和抗糖尿病药物。对心肺功能状态也要进行评估，可考虑使用心肺运动（CPEX）测试做准确评估。需优化糖尿病控制，尤其是要做假体手术的患者。

泌尿生殖道手术前，应对尿道感染做诊断和处理。手术 7 天前采集中段尿标本（MSSU）并做培养，有必要时使用适当抗生素治疗。手术前需要对尿标本进行再次检测，确保尿液无菌。

在此阶段，患者有机会了解手术的流程和预期的手术后恢复情况，并且再次确认手术的适应证。

术前影像

成像技术是泌尿生殖道疾病诊断和制订手术计划不可或缺的组成部分。它不仅用于诊断目的，而且也有助于手术计划的制订。对特定位点的手术（比如根治性经腹股沟睾丸切除术）而言，医生应在手术开始前拿到超声影像诊断结果(图 2.1)。这涉及患者的临床评估和手术前标记。必须检查并确认这些后，手术才能开始。

就尿道手术而言，术前尿道造影已经成为观察狭窄的定位和长度的常规手段（图 2.2）。不同外科医生做逆行尿道造影时可能有不同的个人偏好。将 12-F 导管插入舟状窝并以 2mL 水鼓起球囊，然后在荧光透视引导下，向尿道缓缓注入 20~30mL 水溶性造影剂。

可在尿道成形术或尿道损伤修复后做管周尿道造影。将细口径管沿导管插入，并注入水溶性造影剂，以确保修复处无渗漏。

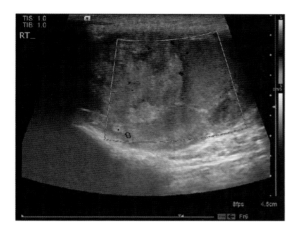

图 2.1　阴囊的超声成像,可见睾丸中肿瘤。

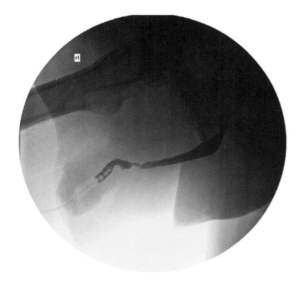

图 2.2　术前尿道造影,可见前尿道狭窄。

围术期检查表

手术期间核查单按世界卫生组织(WHO)手术安全核查清单逐一核对已经是一种常规操作。WHO 手术安全核查清单可确保麻醉操作安全,手术部位正确,避免手术部位感染,并改进手术前、术中及术后的沟通。

手术台上的患者准备

泌尿生殖道手术不可避免地涉及皮肤毛发。在用杀菌剂为皮肤消毒前,需要细致地脱毛处理。涉及假体的手术应严格按操作规程操作,以减少感染风险。这包括术前 24~48 小时使用氯己定清洗,并配合使用 Naseptin 乳膏。假体手术前所有涉及术野的感染都应当做处理。术前应用碘制剂擦洗阴茎根部 10 分钟,尽量减少手术人员数量,并限制人员离开或进入手术区。除胃肠外给予抗生素外,还要使用抗生素溶液灌洗。避免用手直接接触假体,这有助于减少感染。

阴茎弯曲或扩张手术前后, 应测量患者阴茎的伸展长度, 可用直尺从耻骨联合量至龟头尖端或冠状沟。

患者保暖

几千年前, 人们便已经认识到保暖对伤口处理和疼痛缓解的价值。最近的报道还显示,患者保暖可减少失血和手术感染。可通过热传导、热对流或热辐射帮助患者保暖。仅使用隔热式被动保暖对防止或治疗体温过低意义不大。

系统的主动保暖是大手术的重要标准配置。手术台上使用柔性碳聚合物加热片(Inditherm 医疗器械,英国)可为患者提供均匀的加热。

深静脉栓塞的预防

血栓风险因素(THRIFT)共识小组制订了手术患者预防栓塞疾病的指南, 最初于1992 年发表。他们定义了高、中、低风险手术,并基于各类手术深静脉栓塞(DVT)和肺栓塞(PE)给出了指导意见。

高风险组

DVT 的风险为 40%~80%，PE 风险为 1%~10%。这些患者需要使用大剂量的低分子量肝素(LMWH)，若无禁忌应使用压力袜，在手术期间使用气动小腿压迫。这类患者包括：

- 长骨骨折或骨科大手术；
- 超过 2 小时的大手术；
- 既往 DVT 和(或)PE 史；
- 急性下肢瘫痪；
- 腹腔或盆腔癌症大手术。

中等风险组

DVT 的风险为 10%~40%，PE 风险为 0.1%~1%。此组患者均应使用低剂量的 LMWH，并使用压力袜。这类患者包括：

- 超过 40 岁的肥胖患者；
- 恶性肿瘤、感染、红细胞增多症；
- 心脏衰竭或心肌梗死；
- 盆腔和下肢之外的严重创伤或烧伤；
- 之前发生过 DVT 和(或)PE 的患者做小手术、发生创伤或疾病。

低风险组

DVT 的风险小于 10%，PE 风险小于 0.1%。这些患者在手术完成后应尽早开始活动，无论是否有使用压力袜的需要。这类患者包括：

- 小手术时长小于 30 分钟，且无其他风险因素；
- 小手术时长大于 30 分钟，但患者年龄小于 40 岁，且无其他风险因素；
- 轻微外伤或疾病。

手术缝线

理想的缝线应在其作用期内保持抗拉强度，不引起或仅引起小的组织反应，不易被细胞定植，不引起过敏，不致癌，不发生电解。而且手术缝线应当便于操作，打结牢固，且价格适中。手术缝线可分为可吸收的或不可吸收的，纺织的或单纤维的，以及天然的或合成的。最常见的手术缝线如下。

聚乳糖线(Vicryl™)

这是一种合成编织的可吸收缝线，不易引起组织反应，通常在 56~70 天内被吸收。可提供 30 天的缝合强度。

Vicryl rapide™

它与 Vicryl™ 类似，但降解得更快，仅能提供约 10 天的缝合强度。

聚二噁烷酮缝线(PDS™)

这是一种合成单纤维的可吸收缝线。在约 180 天内缓慢降解，可提供多达 56 天的抗拉强度。这种抗拉强度很适合阴茎矫直手术，因为缝线需要承受手术后勃起时的拉伸。

丝质缝线

这是一种天然单纤维不可降解的缝线。它可引起明显的组织反应，所以现在已经不常使用，但其优势是可提供长达 1 年的缝合强度。

聚丙烯缝线(Prolene™)

这是一种合成单纤维不可降解的缝线。它非常适于血管吻合，但其显著的记忆效应使其非常难于操作。对此缝线的意外挤压可使其抗拉强度降低 90%。

尼龙缝线(Ethilon™)

这是一种合成单纤维不可降解的缝线。它与 Prolene™ 相似，但记忆效应较弱。它非常适于微血管操作和结扎手术。

缝线的属性

不同缝线的强度保留时间和溶解时间有

较大差别(表 2.1)。缝线包装会提供缝线及针头的属性说明(图 2.3)。

无效腔的关闭和引流

阴茎和阴囊的固有弹性使其很容易蓄积血液和浆液。这会导致感染,所以在缝合时需要注意把所有无效腔逐层缝合,以避免血液和浆液的蓄积。

引流可避免尿液、血液和淋巴液的蓄积,并防止感染或形成脓肿。可根据引流的部位和手术的类型选择负压引流、引流管引流或波纹管引流。引流管需从主伤口之外另开切口引出,并以不可吸收的缝线缝合,以避免主伤口感染。

手术伤口包扎

需要指明的是,并不是所有手术伤口都需要包扎。理想的伤口敷料应当具有以下属性:

- 提供物理防护并防止细菌感染;
- 透气透水;
- 不黏结于伤口;
- 使用安全,无毒,对患者和医护人员无致敏性;
- 强吸水性(用于渗出型伤口);
- 可吸收伤口的味道并且无菌;
- 使用方便(医护人员或患者均可使用),不需要经常更换;

表 2.1　常用缝线的强度及大致溶解时间

缝线名称	缝线材料	保留 50% 以上强度时间 (天)	完全溶解时间 (天)
Vicryl rapide™	编织聚乳糖	5	42
Monocryl™	单纤维聚卡普隆	7	90
Vicryl™	编织聚乳糖	21	56
PDS™ Ⅱ	单纤维聚二噁烷酮	28	180

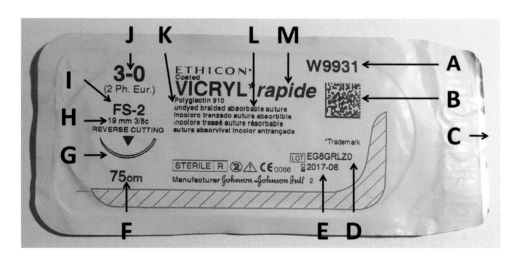

图 2.3　缝线包装上的信息。A,产品目录号;B,二维码;C,无菌开口处;D,批号;E,有效期;F,缝线长度;G,针形;H,针尖长度和形状(3/8 圆环);I,针尖目录号;J,线径;K,缝线材料;L,缝线属性;M,缝线名称。

- 性价比高,有不同的形状和尺寸。

外科伤口敷料多种多样。总的来说,它们可以分为以下几类。

胶体(如 Granuflex)

它们是纤维素和其他形成凝胶的制剂混合物。它们是封闭敷料,在存在感染(尤其是厌氧菌感染)风险时,应避免使用。

藻酸盐(如 Kaltostat)

它们是海藻酸的钙盐或钠盐,具有高吸水性,适用于中量至大量渗出的伤口。它们与伤口渗出液接触时会形成凝胶。

泡沫敷料(如 Lyofoam)

它们可防止伤口渗出液流到伤口表面,并通过保持湿润环境促进坏死组织脱落,对少量渗出的伤口很有用。

凝胶(如 Intrasite Gel)

这类敷料含水量很高,可为伤口表面提供湿润环境,不适用于大量渗出的伤口。

清创剂(如链激酶)

它们可清除焦痂和坏死组织,但需要频繁更换,直到伤口愈合。

局部负压敷料

它们通过泡沫包扎在伤口施加负压,移除伤口渗出液,减少血管外和间质液体,并在炎症阶段改善血供。

封闭负压引流敷料

封闭负压引流(VAC)敷料适用于存在大量组织切除的情况(如,富尼耶坏疽和淋巴结清扫术后伤口裂开)。VAC 时,在封闭伤口下使用真空吸管和海绵。这促使伤口渗出物被吸入海绵。VAC 封闭可减少局部水肿,进而促进伤口灌注,加快伤口愈合。

阴茎手术前后勃起功能的调节

涉及皮肤移植的阴茎手术需要在术后固定移植物,由于存在移植物脱离的风险,所以需要在手术前考虑抑制勃起功能。需要在手术前两周开始抗雄激素治疗,以抑制勃起。

在阴茎手术后恢复期使用磷酸二酯酶 5(PDE-5)抑制剂,主要见于根治性前列腺切除的患者。然而,阴茎矫直手术(尤其是斑块切口和移植手术)后,PDE-5 抑制剂可能有助于海绵体平滑肌功能恢复并促进早日勃起。

阴茎负压装置可用于阴茎矫直手术前,以获取阴茎长度。阴茎硬结症假体植入手术后,阴茎负压装置可帮助假体伸展。

阴茎手术的局部麻醉

许多阴茎手术,包括包皮环切、阴茎背切、轻度包茎的处理、释放被拉链卡住的阴茎皮肤和阴茎裂伤的治疗,都可以在局部麻醉下操作。

阴茎阻滞术

外科医生需确保所用局部麻醉剂不含肾上腺素或其他任何血管收缩剂,以防阴茎缺血和坏死。

左右阴茎背神经都应在尽可能接近阴茎根部处被阻滞。温柔地牵引阴茎,拉开阴茎与耻骨联合之间的空间。使用 22 号针头,插入耻骨联合下中线两侧 Buck 筋膜。回拉注射器,确保针头未插入血管,然后注入约 2mL 局部麻醉剂。另外,也可使用阴茎环形阻滞实现局部麻醉。

阴茎环形阻滞

除了阴茎阻滞术,也可使用 25 号针头做阴茎环形阻滞。包皮系带区尤其需要注意,以达到完全的麻醉阻滞。

结论

泌尿生殖道手术的患者需要对其进行充分的术前咨询服务。未达到手术预期的情况难免会发生，所以外科医生在做高风险手术或翻修手术前,需确保咨询内容记录完整,术前阴茎伸展长度及手术过程应有记录。

致谢

感谢 Wrightington 泌尿科的 Ananda Kumar Dhanasekaran 先生,英国卫生局(NHS)的 Wigan 和 Leigh 先生以及 Mohamed Abdulmajed 先生的额外帮助。

（刘大振 译　杨长海 校）

第 3 章

基础外科技术

Afshin Mosahebi，Alex C.S. Woollard

The Royal Free Hospital, London, UK

整形外科的发展

很难对整形外科的医疗作用做一个简明扼要的定义。这个术语源自希腊语的 *"plsatikos"*，它的原意是"可塑性"。其本义包括各种可用于解决手术问题的技术，而不是只包括一系列已命名的手术技术。这类手术所针对的是人体的皮肤、皮下组织和肌肉，是按照其手术可操控的特定属性列出的。在修复重建缺损 A 中，人为地又给供体造成了缺损 B。只要能进行手术治疗，这项技术就能在功能和美观两方面达到令人满意的效果。

普遍认为整形外科起源于公元前 600 年印度的一位叫 Sushruta 的外科医生。在他的《外科书》(*Samhita*)一书中讲述了一种用额皮瓣重建鼻部的技术。在 16 世纪的博洛尼亚，塔利亚科齐进行了将皮肤和皮下组织移植到椎弓根上的试验性手术。这就使得人们将组织从躯体的一个部位移植到其他部位（暂时靠皮桥相连）成为可能。他的方法直到 19 世纪被德国的外科医生 von Graefe 重新发现并审核后才得到认可和流行。von Graefe 创造了"整形"这一术语。

真正的外科进步是随着可靠的麻醉和无菌操作而到来的。第一次世界大战产生的大量损伤病例导致由 Gilles 开创的这个专科在英国 Aldershot 不断扩展。整形外科在美国也得到了发展，首先开始的是颌面部损伤治疗、阴茎重建技术和手部重建手术。在两次世界大战之间，重点关注的是把重建技术用于解决美容问题。第二次世界大战，不仅如先前那样增加了治疗创伤的需求，而且随着空战的增多还增加了治疗此前未遇到过的大规模烧伤的需求。

随着能在小范围应用显微镜进行血管吻合手术会出现下一次思维模式转移。1962 年，Malt 成功地再植了一条断臂；1968 年，Komatsu 和 Tamai 再植了一根手指[1]。随着技术的进步，皮瓣移植的概念得到了符合自身逻辑的结果，出现了微血管的自由移植，或可称为"游离皮瓣"。从而导致重建微创手术迅速发展以及对作为备件库的人体的重新评估。

支持重建手术的两大要素是皮肤和皮下组织的血供以及对松皮张力线（RSTL）的理解。前者界定了可进行重建的范围，后者用于指导切口和皮瓣的设计。

皮肤

皮肤是人体最大的器官。它提供物理的保护，如抵抗紫外线、防止微生物的入侵。它调节液体流失和体温，有感觉和免疫监督的功能。表皮产生于基底层，主要由角化细胞组成，不过在其最深层也有一些黑色素细胞、抗原呈递朗格罕斯细胞和 Merkel 机械感受器细胞。真皮层占皮肤厚度的 95%,分为乳头层和网状层。它是由胶原纤维(I 型和 III 型 5:1 比例)构成,是纤维细胞分泌的弹性蛋白和基质。皮肤附件如毛发小囊和腺体(小汗腺、皮脂腺和大汗腺)都存在于真皮层里。

皮肤的血供依赖从主动脉干发出的 6 条血管丛:

1.表皮下血管丛;

2.真皮血管丛;

3.真皮下血管丛;

4.皮肤下血管丛;

5.筋膜血管丛;

6.筋膜下血管丛。

真皮下血管丛是皮肤最主要的血供。这些相互关联的血管根据其穿越筋膜或肌皮,或者从肌肉进入皮肤的解剖路径,分为各类筋膜层血管。

19 世纪末期 Manchot 和 20 世纪 30 年代 Salmon 的论文提出了血管体区这一概念。这是一个由已命名动脉供血的复合组织区域。Taylor 和 Palmer[2]在 1987 年拓展了这一概念,发表了一张描述怎样沿着血管供应线解剖的人体图。在这些躯体部位的交界处会有一些交叉重叠。

众所周知,随着年龄的增大会出现皱纹,这些皱纹会被误认为是真皮层里胶原纤维和弹性蛋白纤维的走向,它们被叫做松皮张力线(RSTL;图 3.1)。这些皱纹是可预测的,因此外科医生在这里做切口可以把切口掩盖起来,甚至年轻的皮肤也如此。然而,它们也指出了最大伸展线(LME)或延伸线的方向(图 3.2)。这些线与松皮张力线(RSTL)垂直,同时考虑到它们设计切口或进行切除可以减小缝合时切口边缘的张力,从而确保局部皮瓣移动最有益效果和最佳的美容效果。

伤口愈合

伤口愈合是一个大的话题,因此本章只能进行简要的描述。组织损伤会启动一系列过程,以便尽可能恢复初始功能。在出生后的哺乳动物中,这个过程导致纤维化和瘢痕形成,除非处于一些不平常的环境里,如骨头和肝脏。修复的顺序可以分为三个阶段:炎症反应,增生,重塑。

炎症反应:0~7 天

它开始于出血点的止血和凝血块的形成。凝血和补体级联被引发,血小板的脱粒会吸引炎症细胞。随即会出现局部血管通透性增加和炎症细胞的附着。最初的中性粒细胞,在 2~3 天内平衡移向单核细胞,单核细胞分化为巨噬细胞,并释放生长因子,从而促进纤维细胞和角化细胞的生成。

增生:4 天至 3 周

纤维细胞迁移到纤维蛋白网上,并将细胞外基质沉积于伤口,把胶原蛋白存放于纤连蛋白和黏多糖构架上[3]。新生血管导致形成一个丰富的毛细血管网。新生血管、纤维细胞和巨噬细胞在于胶原蛋白和透明质酸基质里的这种聚集就叫做肉芽组织。肌纤维细胞引起收缩,在没有新生组织产生的情况下拉紧伤口边缘[4]。伤口边缘的角化细胞迁移过伤口表面来修复表皮。

重塑:3 周至 2 年

基质金属蛋白酶(胶原酶)调节胶原合成和降解的平衡[5]。交联可增加胶原的强度;然而,它不会恢复未受伤皮肤那种松弛的网状结构。抗张强度在前 8 周会迅速增加,之后的 1 年则缓慢增加,但最终只能达到正常皮肤的 80%[6]。

妊娠早期胎儿的皮肤能重新愈合而没有瘢痕形成。这个过程只能发生于妊娠末 3 月之前,并且与胎儿环境无关[7]。炎症减少被认为在胎儿无瘢痕愈合中起主要作用[7]。

未愈合伤口定义为超过 30 天仍未愈合的

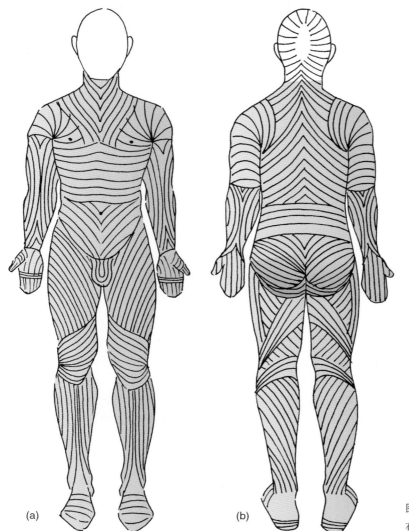

(a)　　　　　　　　(b)

图 3.1　松皮张力线走向人体分布图。(a)前面观；(b)后面观。

伤口。与伤口未愈合相关的常见因素有压力、感染、血运差和神经病变。放射治疗损害成纤维细胞和角化细胞的 DNA，降低它们的分裂能力，与内皮细胞的损害一起导致动脉内膜炎和萎缩。因此，受到辐射的组织会导致伤口损伤出现伤口愈合问题[9]。化疗对愈合增殖阶段所涉及的细胞有相同的影响，所以化疗应推迟到至少术后 1 周[10]。

　　充分的营养非常关键。伤口愈合的过程是合成代谢，需要额外的热量摄入[11]。蛋白质消耗增加伤口裂开的风险已经在老鼠身上证

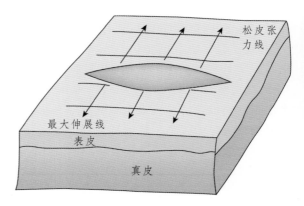

图 3.2　松皮张力线和最大伸展线的关系。计划切口减小缝合线的张力。

实[12]。肥胖与伤口愈合差有关,与血糖的控制情况无关, 可能是组织灌注差和缺乏维生素和微量元素的原因。维生素 A、B$_1$、B$_6$ 和维生素 C 参与胶原的合成和交联[13]。无论身体哪里有营养匮乏, 纠正后可以减少伤口愈合出现问题的机会。特别是既往有损伤会增加对维生素 A 的需求, 动物研究已表明类固醇可以减少愈合损伤[14]。微量元素, 如锌和铜在许多酶反应中是重要的辅助因子。特别是锌, 与伤口修复中内皮的形成有关[15]。皮质类固醇不管是对局部还是全身, 都会损害伤口愈合。其明确的机制原理尚不清楚, 但是炎症反应、胶原合成和伤口收缩会有所减轻[16]。炎症反应的减少还会增加伤口感染的发生[17]。

重建

起初, 整形医生受的教育都是要依据"重建阶梯"来解决问题。它可以为重塑缺陷的手术方案逐步提升而提供一个系统的指南。近来, 它被重新确定为"重建菜单"。如此反映出一种变化, 通过临床实践练习, 外科医生摸索出更适合个人化伤口的重建方法(图 3.3)。

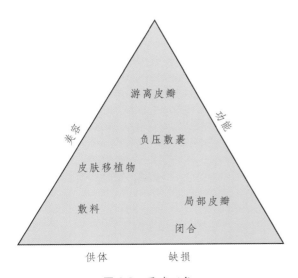

图 3.3　重建三角。

一期手术缝合

做到完美的缝合仍然很难, 缝合材料的选择决定于伤口的位置、需求和外科医生的喜好, 但是无论哪种缝合材料都有可能被赞成或者否决。可吸收缝线如聚卡普隆逐渐成为主要缝线。一般来讲, 不可吸收缝合需要在 12~14 天间拆线, 除了面部伤口缝合需要在 1 周时拆线。

二期缝合

这种缝合技术适用于无裸露肌腱、骨头、假体或软骨的伤口, 以及无开放性骨折或坏死组织的伤口。这种技术对于有严重麻醉风险的患者非常有用。通过血供、营养、血糖控制等系统性指标以及扩创、评估及换药等局部操作, 对于优化伤口的愈合至关重要。

皮肤移植物

这是一项通过应用全层皮肤移植物(FTSG)或者分层皮肤移植物(SSG)来加快开放伤口闭合的尝试。皮瓣是一块没有明显血供而依赖于创面获得营养的组织单元。

移植皮瓣过程:

- 黏附;
- 血清提取;
- 连接和血管再生;
- 再造[18]。

应用皮瓣的禁忌证是无血管床、恶性或感染, 所以充分的伤口清创并清除微生物感染非常重要。已经开放超过一周的慢性伤口可能有严重的细菌种植, 移植应该延期, 直到每克组织的微生物生长低于 10^5 [19]。负压敷裹对于促进移植物肉芽组织形成非常有用[20]。

FTSG 包括全层皮肤, 它比 SSG 需要更多的血管床, 但是很少整体收缩[21]。FTSG 保留了生长的能力, 因此常用于儿童的大部分创伤[22]。供体部位要依据其颜色、质地、相容性和厚度来选择, 以便精确地复制缺陷皮肤。

来自缺陷皮肤的样本被用来指导皮瓣的生成。应首先关闭供体皮肤伤口,因为它没有真皮可以再生,限制了皮瓣生成的形状。移植物可以通过缝合或者束缚敷料来保证减少其移位。束缚敷料不会产生压力,因此对移植物下的血肿或血清肿形成没有影响(图3.4 和 3.5)。

通常,移植物有 0.25~0.35mm 厚,可以做成薄片、多孔或网状来增加它们的潜在表面积。网眼比例在 1:1 到 6:1 之间。超过 3:1 的移植物变得非常脆而且难以掌控。二期移植物收缩程度与护展程度成正比,在移植到连

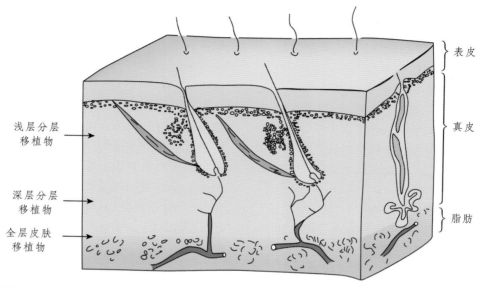

图 3.4　皮肤横切面显示出分层皮肤移植物和全层皮肤移植物。分层移植物由表皮和真皮组成,用于躯干、四肢和会阴部。通过空气动力或自动取皮机取得,要取得一致的厚度和大小,需要一定的操作经验。

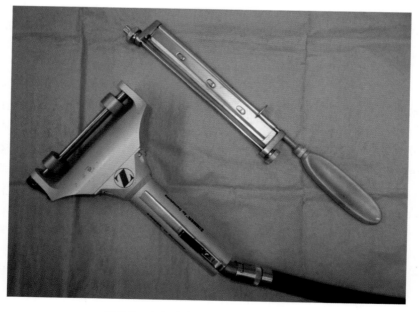

图 3.5　空气动力取皮机和手持削痂刀。

接表面两端时尤其明显[23]。仔细止血后，用纤维蛋白胶水、缝线或夹子将移植物固定就位。敷料包括非粘连层、填充伤口的纱布和减少移位的粘附敷料。每 2~5 天检查看一次移植物。供体部位的伤口通常用简单敷料覆盖，一直到 14 天后伤口上皮重新形成。因为供体部位的真皮保留，所以它可以自愈，因此最终生成移植物的尺寸较大，而且一个供体部位可以重复应用多次。供体部位通常会有色素沉着，个别的会留下黑色皮肤，但不会留下瘢痕。

皮瓣

皮瓣是一个组织单元可通过显微镜技术移植到自身血供和固有循环系统，或者可以重建其固有血供。皮瓣可依据以下几点进行细分：

　　1.血供：
　　　a.随机；
　　　b.中轴。
　　2.皮瓣移植：
　　　a.局部（框轴/徙前术）；
　　　b.岛状；
　　　c.游离。
　　3.混合：
　　　a.皮肤；
　　　b.筋膜；
　　　c.肌肉；
　　　d.骨头；
　　　e.以上的组合。

局部皮瓣以随机形式由皮下血管束供血。这就限制了它的长度:体宽度比为 1:1，面宽度比为 4:1。它可以用美容上类似的组织来覆盖邻近部位的缺损，即使在创面无法支撑移植物时也可以。它们用几何形状来描述（图 3.6）。

Z 型缝合术在一些较长且麻烦的伤口中有着广泛的应用[24]。两个相邻三角形皮瓣间的错位可减小皮肤张力并减轻瘢痕挛缩。这样，切口中央边会错位，从而可使瘢痕分裂。长度的增大百分率与三角形皮瓣的顶角成比例，但

要注意，不要违反长宽比，以免引起瓣尖坏死，尤其是瘢痕严重的皮肤（表 3.1；图 3.7）。

血管形成原理对岛状皮瓣和游离皮瓣都适用。区别在于，需通过微创手术将游离移植的蒂重新吻合到供体的血供网。这就增加了皮瓣的移植距离，因此每一例重建的可用皮瓣数目各不相同。其缺陷在于它依赖于供体血管的可提供性，而且容易受手术技能和患者的生理因素的影响（表 3.2）。

微创外科技术可以对患者的直径约 1mm 的小血管进行吻合。任何血管被离断都可以进行修复。在暴露内皮和损伤内膜后，便会启动凝血系统和血小板栓子形成。在微创吻合术的情况下，这种栓子会封闭修补切口。3~5 天后这种栓子会溶解，被假性内膜取代，2 周后会形成新的内皮。最初 5 天修复部位的稳定性对于吻合术的成功至关重要[25]。如果内皮的损害超过了缝合线，将会继续激活血小板聚集，最终引起血栓形成。

以下情形是微创外科手术和游离皮瓣重建术的禁忌。皮瓣收集、微创吻合术和皮瓣植入需要耗费几个小时，这就把那些无法忍受长时间麻醉的患者排除在外。任何凝血功能障碍性疾病都会加重血栓的形成问题。心血管病、外周血管病、糖尿病、肾病、放疗、硬皮病及雷诺综合征（有此病征少见），都会影响血流和血管壁状况[26]。吸烟会减少皮肤血流，影响伤口愈合。所有这些因素都将增加皮瓣移植失败的风险。

岛状皮瓣和游离皮瓣依据其结构和血供进行分类，有助于对每个重建病例选择最佳的方案。1981 年，Mathes 和 Nahai[27]设计了一个系统用来描述以肌肉为基层的皮瓣。这种皮瓣有无皮岛覆盖均可存活（表 3.2）。肌肉皮瓣还可能有神经，将它连接到供体神经，用来修复面瘫和臂丛神经损伤病例中的肌肉缺失。

曾描述过一些皮瓣，是依靠走行在肌肉之间隔膜内的血管得以存活，并使肌肉不受影响。1984 年，Cormack 和 Lamberty[28]将这些

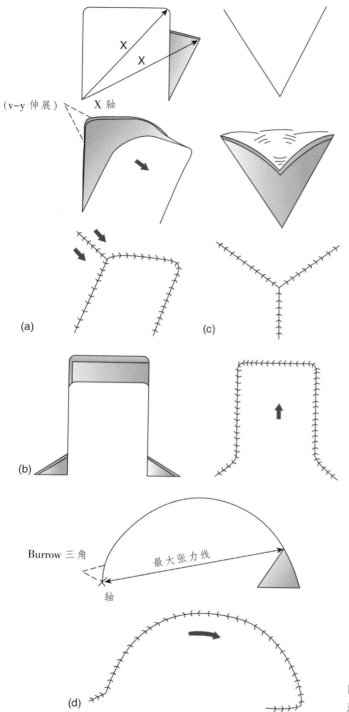

(a)

(b)

(c)

(d)

图 3.6　(a)移植。(b)推进。(c)V–Y 推进。(d)旋转皮瓣。

表 3.1 Z 型缝合术中随 Z 角度变化主边长度的增大

角度 (°)	长度增大 (%)
30	25
45	50
60	75
75	100

皮瓣归类为肌膜皮瓣。后来演变成近几年来广为人知的微型穿孔皮瓣（例如前外侧股部皮瓣[29]）。

恰当的皮瓣选择对于取得软组织覆盖以及保留功能至关重要，并且有望达到审美学可以接受的效果。随着微创外科技术变得更加可以预测，使得更高层次的重建变得更常见，而不是仅仅能够满足于初级阶段。

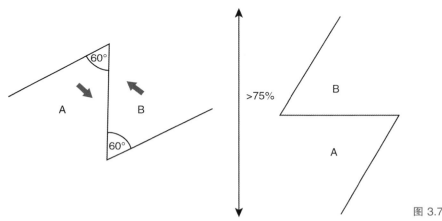

图 3.7 Z 型缝合术。

表 3.2 依据 Mathes 和 Nahai 原理时有血供肌皮瓣的分类

种类	蒂	图片	举例
1	单一源头血管蒂可向皮瓣供血		腓肠肌 阔筋膜张肌 结肠 空肠 股外侧肌

（待续）

表 3.2(续)

种类	蒂	图片	举例
2	单一源头血管蒂和一条或多条小血管蒂 皮瓣只能靠支配系统存活	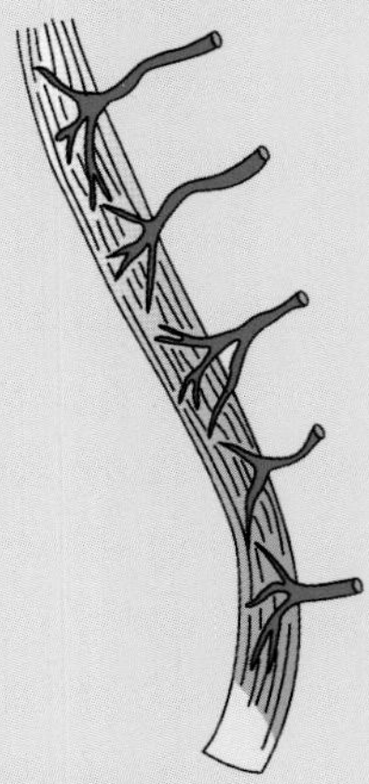	股薄肌 斜方肌 肱三头肌 股内侧肌 胸锁乳突肌 股二头肌
3	两条主要血管蒂,每条都能给皮瓣供血	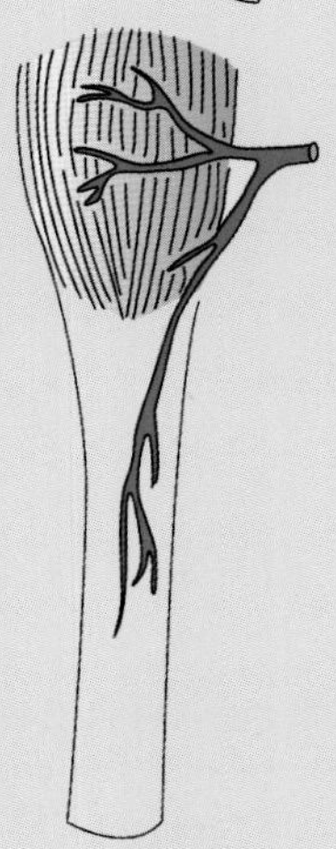	臀大肌 腹直肌 胸小肌 网膜
4	节段血管蒂。两条或多条血管离断导致肌肉坏死	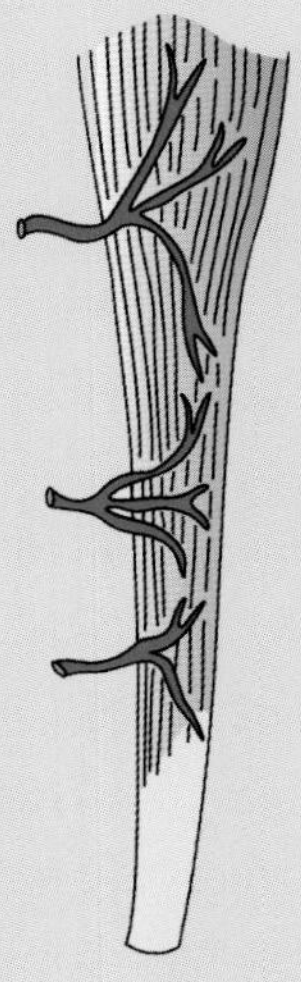	缝匠肌 腹外斜肌

(待续)

表 3.2(续)

种类	蒂	图片	举例
5	单一主段和次段血管蒂 每个系统都可为皮瓣供血		背阔肌 胸大肌 腹内斜肌

(汤坤龙　译　杨长海　校)

参考文献

1　Malt RA, McKhann C. Replantation of several arms. JAMA 1964;189:716–22.

2　Taylor GI, Palmer JH. The vascular territories (angiosomes) of the body: Experimental study and clinical applications. Br J Plast Surg 1987;40(2):113–41.

3　Singer AJ, Clark RA. Cutaneous wound healing. N Engl J Med 1999;341(10):738–46.

4　Gabbiani G. Evolution and clinical implications of the myofibroblast concept. Cardiovasc Res 1998;38(3):545–8.

5　Soo C, Shaw WW, Zhang X, Longaker MT, Howard EW, Ting K. Differential expression of matrix metalloproteinases and their tissue-derived inhibitors in cutaneous wound repair. Plast Reconstr Surg 2000;105(2):638–47.

6　Levenson SM, Geever EF, Crowley LV, Oates JF, Berard CW, Rosen H. The healing of rat skin wounds. Ann Surg 1965;161:293–308.

7　Longaker MT, Whitby DJ, Adzick NS, Crombleholme TM, Langer JC, Duncan BW, et al. Studies in fetal wound healing, VI. Second and early third trimester fetal wounds demonstrate rapid collagen deposition without scar formation. J Pediatr Surg 1990;25(1):63–8; discussion 68–9.

8　Cowin AJ, Brosnan MP, Holmes TM, Ferguson MW. Endogenous inflammatory response to dermal wound healing in the fetal and adult mouse. Dev Dyn 1998;212(3):385–93.

9　Bernstein EF, Harisiadis L, Salomon GD, Harrington F, Mitchell JB, Uitto J, et al. Healing impairment of open wounds by skin irradiation. J Dermatol Surg Oncol 1994;20(11):757–60.

10　Drake DB, Oishi SN. Wound healing considerations in chemotherapy and radiation therapy. Clin Plast Surg 1995;22(1):31–7.

11　Barbul A, Purtill WA. Nutrition in wound healing. Clin Dermatol 1994;12(1):133–40.

12　Modolin M, Bevilacqua RG, Margarido NF, Lima-Gonçalves E. Effects of protein depletion and repletion on experimental open wound contraction. Ann Plast Surg 1985;15(2):123–6.

13　Goodson WH, Hunt TK. Deficient collagen formation by obese mice in a standard wound model. Am J Surg 1979;138(5):692–4.

14　Ehrlich HP, Hunt TK. Effects of cortisone and vitamin A on wound healing. Ann Surg 1968;167(3):324–8.

15　Lansdown AB, Sampson B, Rowe A. Sequential changes in trace metal, metallothionein and calmodulin concentrations in healing skin wounds. J Anat 1999;195(Part 3):375–86.

16　Marks JG, Cano C, Leitzel K, Lipton A. Inhibition of wound healing by topical steroids. J Dermatol Surg Oncol 1983;9(10):819–21.

17　Ehrlich HP, Hunt TK. The effects of cortisone and anabolic steroids on the tensile strength of healing wounds. Ann Surg 1969;170(2):203–6.

18　Smahel J. The healing of skin grafts. Clin Plast Surg 1977;4(3):409–24.

19　Gingrass P, Grabb WC, Gingrass RP. Skin graft survival on avascular defects. Plast Reconstr Surg 1975;55(1):65–70.

20　Argenta LC, Morykwas MJ. Vacuum-assisted closure: A new method for wound control and treatment – clinical experience. Ann Plast Surg 1997;38(6):563–76; discussion 577.

21　Ragnell A. The secondary contracting tendency of free skin grafts; an experimental investigation on animals. Br J Plast Surg 1952;5(1):6–24.

22　Baran NK, Horton CE. Growth of skin grafts, flaps, and scars in young minipigs. Plast Reconstr Surg 1972;50(5):487–96.

23 Fifer TD, Pieper D, Hawtof D. Contraction rates of meshed, nonexpanded split-thickness skin grafts versus split-thickness sheet grafts. Ann Plast Surg 1993;31(2):162–3.

24 Borges AF, Gibson T. The original z-plasty. Br J Plast Surg 1973;26(3):237–46.

25 Hayhurst JW, O'Brien BM. An experimental study of micro-vascular technique, patency rates and related factors. Br J Plast Surg 1975;28(2):128–32.

26 Moran SL, Illig KA, Green RM, Serletti JM. Free-tissue trans-fer in patients with peripheral vascular disease: A 10-year experience. Plast Reconstr Surg 2002;109(3):999–1006.

27 Mathes SJ, Nahai F. Classification of the vascular anatomy of muscles: Experimental and clinical correlation. Plast Reconstr Surg 1981;67(2):177–87.

28 Cormack GC, Lamberty BG. A classification of fascio-cutaneous flaps according to their patterns of vascularisa-tion. Br J Plast Surg 1984;37(1):80–7.

29 Song YG, Chen GZ, Song YL. The free thigh flap: A new free flap concept based on the septocutaneous artery. Br J Plast Surg 1984;37(2):149–59.

第 4 章

先天性阴茎畸形

Nicol C. Bush，Warren T. Snodgrass

UT Southwestern Medical Center and Children's Medical Center Dallas, Dallas, TX, USA

包皮环切术

包皮环切术（circumcision）一词源自于拉丁语：circum 意为环形的，caedere 表示切割。其手术目的是将多余的包皮切除，显露龟头。追溯历史，包皮环切术的起源并不十分清楚，但许多世纪以来，由于文化或宗教的原因，包皮环切手术却一直在世界范围内被广泛应用。

临床特征

在伊斯兰教与犹太教中，多数儿童所进行的包皮环切手术都有文化或宗教的相关背景，但却由此避免了因病理性包茎而导致继发硬化性萎缩性苔藓的病变，因而从另一方面证明了实施包皮环切术的必要性。现代的临床医生由于具备丰富的与包皮相关的知识，仅从外观上判断包皮内板是否具有良好的伸缩性，便可准确地区分出"病理性包茎"与"生理性包茎"。

通常，在出生时只有 4% 的男婴包皮伸缩性良好，等到 3 岁时大约 10% 的孩子会成为生理性包茎，然而，到他们 16 岁左右时仅有 1% 的男孩包皮不能上翻。

手术方法

新生儿采用 Gomco、Plastibell 和 Mogan 这三种方法进行包皮环切术，是临床常用的方法，相关的文献介绍也较多。对于 3 个月以上的孩子来说，这类手术极易造成出血[1]。因此，袖套式包皮环切术逐渐成为此类手术的首选。首先要对患者进行全麻，再由术者或麻醉师将阴茎背侧和腹侧的神经分别进行阻滞麻醉，麻药采用不含肾上腺素的 0.25% 丁哌卡因或罗哌卡因，如图 4.1 所示。在阴囊腹侧的中线处注入麻药可阻断会阴部来源的神经分支，可有效控制系带处的疼痛（图 4.2）[2]。与骶管阻滞麻醉相比，我们更倾向于采用阴茎

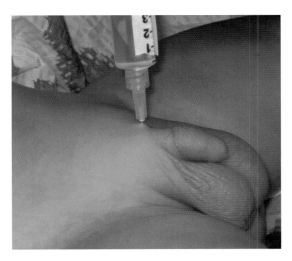

图 4.1 阴茎背神经阻滞麻醉是向阴茎根部中线的上下两侧注射不含肾上腺素的 0.25% 丁哌卡因。注射时可以通过向下方轻拉阴茎以增加耻骨与阴茎之间的距离。

4.4)后再将其上翻。包皮上翻后,在冠状沟下方 5mm 处做一个环形标记,形成一个黏膜环,并以这个环形线作为第一道切开线(图 4.5)。在相应的部位,将外板皮肤标记第二个环形线,然后切开这两个环线,切除之间的皮肤和肉膜层。严格止血后,采用 polyglactin 缝线进行皮下缝合。一般儿童采用 7-0 polyglactin 缝线和 TG 140-8 缝针,青春期后患者采用 5-0 polyglactin 缝线。一般不建议使用铬制羊肠线,因为采用该线进行缝合后患者表皮常常会留下明显的瘢痕。另外,对青春期前的儿童使用 2-octyl cyanoacrylate 缝线进行缝合,在缩短手术时间的同时,又降低了手术费用[4]。

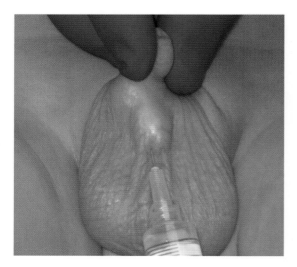

图 4.2　在阴茎阴囊交界处注入局麻药物可对系带处包皮产生麻醉效果。

神经阻滞麻醉进行阴茎类的手术,二者麻醉止痛的效果相当,但后者起效时间更短,术后麻醉恢复更快[3]。

　　手术时需先将包皮用手工方式进行上翻(图 4.3),如遇包茎,可将包皮背侧剪开(图

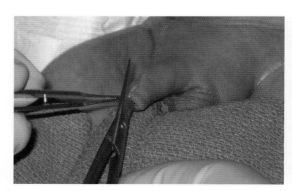

图 4.4　由于包茎而不能使包皮上翻时,可将包皮背侧切开。在包皮背侧 12 点处,用直止血钳钳夹至龟头处,然后沿止血钳将组织切开,同时要防止组织剪进入尿道并将其损伤。

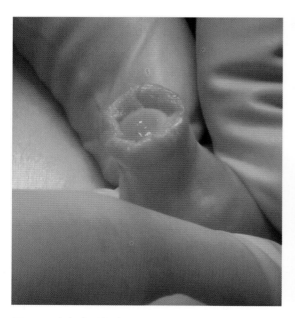

图 4.3　在包皮环切术和阴茎成形术时,应先将包皮进行手法上翻,标记切口线。

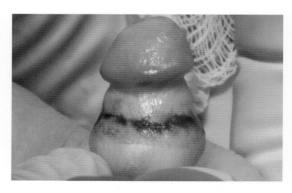

图 4.5　在接近龟头 5mm 处标记环形切口线。

术后并发症

1.*出血* 为防止二次手术的发生，手术时要严格止血，术前还要注意患者是否患有出血性疾病，防止术后大量出血。

2.*包皮切除范围不当* 通过术前划定皮肤标记来确定切除范围，可有效避免包皮被切除过多或过少。保留的包皮过少，会产生包皮不适；保留过多，则龟头不能外露，易导致隐匿性阴茎。过于肥胖患者的阴茎能缩入耻骨上方的脂肪垫中，能进一步发展成硬化性苔藓或因瘢痕挛缩造成复发性包茎。

3.*美观度差* 间断缝合时，如打结过紧，则两个缝线之间会产生淋巴水肿，愈合后甚至呈"向日葵"样。

此外，一些罕见的并发症，如龟头离断及阴茎脱套等，多与术者经验不足有关。

包皮背切术

对于轻度包茎，只要没有硬性化苔藓，便可以采用三切口法而保留包皮[5,6]。

将包皮上翻后，在包茎皮肤的环形狭窄带上选择三个不同部位分别做一个纵切口。然后再用 5-0 可吸收缝线进行横向间断缝合（图 4.6）。

阴茎成形术（先天性弯曲、阴茎扭转、先天性蹼状阴茎）

先天性阴茎的偏差是由白膜和阴茎海绵体的发育不对称所导致的，症状多表现为阴茎疲软状态时外观虽直，但勃起后阴茎明显弯曲、偏转。先天性阴茎弯曲却不伴有尿道下裂的情况非常少见。通常阴茎向腹侧弯曲说明存在"先天性短尿道"，往往是因为尿道海绵体的发育异常所致，它也是尿道下裂的一种表现形式。阴茎腹侧皮肤先天性过短或者腹侧尿道海绵体存在纤维组织均能导致阴茎

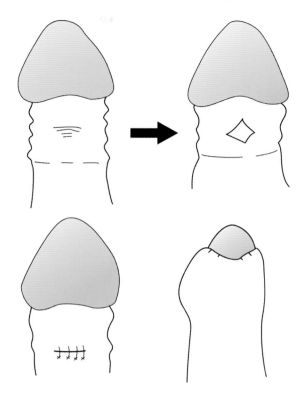

图 4.6 轻度非病理性包茎的包皮背切术。

向腹侧弯曲。

手术方法

手术开始步骤与前面所述的包皮环切术相同，我们通常用 5-0 聚丙烯缝线缝合，穿过龟头作为术中牵引，防止阴茎回缩（图 4.7）。在环形切开包皮内板形成黏膜环后，用组织剪刀进行分离使阴茎皮肤脱套至阴茎阴囊交界处。有时，为了更好地暴露手术野，可沿腹侧中缝将阴茎皮肤完全切开直至阴囊处（图 4.8）。在完成脱套步骤以后，我们使用 GA-23 号的蝶形针注射 10mL 生理盐水以诱发阴茎人工勃起，评估阴茎扭转和（或）弯曲的程度（图 4.9）。为了更好地引发人工勃起，可以将止血带放置在阴茎根部；此外，用手指从阴囊根部的海绵体向上挤压也会产生勃起。通常单纯注射盐水便可取得满意的勃起效果。如弯曲小于 30°，可以在最大弯曲点的对侧单纯做

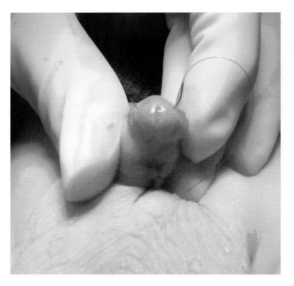

图 4.7　用 5-0 聚丙烯缝线缝合龟头做牵引用,以防止术中阴茎回缩。

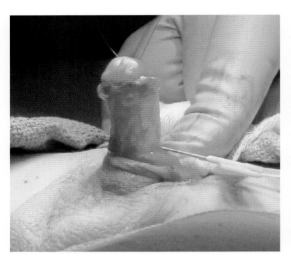

图 4.9　用 GA-23 号蝶形针注射生理盐水进行人工勃起,也可用手挤压下方的阴茎海绵体或在阴茎根部捆绑止血带进行人工勃起,勃起后观察阴茎弯曲和(或)扭转的程度。

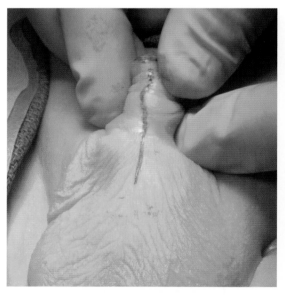

图 4.8　阴茎成形术时,为了更好地暴露手术野,除了黏膜环的圆形切口外,还可以在中缝处切开至阴茎阴囊交界部,甚至可扩大到阴囊。

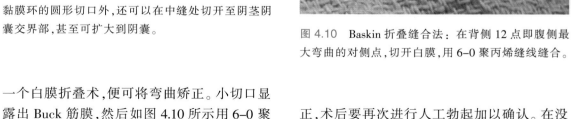

图 4.10　Baskin 折叠缝合法:在背侧 12 点即腹侧最大弯曲的对侧点,切开白膜,用 6-0 聚丙烯缝线缝合。

一个白膜折叠术,便可将弯曲矫正。小切口显露出 Buck 筋膜,然后如图 4.10 所示用 6-0 聚丙烯缝线进行缝合[7]。为了确保阴茎被完全矫正,术后要再次进行人工勃起加以确认。在没有尿道下裂的情况下,大于 30°的弯曲非常少见，其具体矫正方法将会在后面的章节详细加以阐述。

对于阴茎扭转，一般仅仅采用将肉膜层脱套至阴茎阴囊交界处，将背侧肉膜瓣进行旋转便可纠正[8]。

先天性蹼状阴茎的蹼可使皮肤陷入阴囊，其矫正方法是在两侧将阴茎阴囊的蹼分别做一个倒"V"字形切口，然后用 6–0 polydioxanone 缝线将腹侧的皮肤在阴茎根部重新进行缝合，建立新的阴茎阴囊交界部，缝合时不要使皮肤凹凸不平。

先天隐匿性阴茎(巨包皮症)

隐匿性阴茎的特点是包皮内板皮肤较多，外板缺乏，包茎且包皮外口环状狭窄。排尿时形成水球，当尿液充满水球后才能排出(图 4.11)。

手术方法

从包茎环 6 点的位置向下方将皮肤垂直切开，显露阴茎(图 4.12)。用 5–0 聚丙烯缝线缝合龟头作为牵引线，在冠状沟下 5mm 处环形切开形成一个黏膜环，将阴茎脱套性分离，从而释放出被埋藏的包皮内板皮肤(图 4.13)。在 12 点位置用 5–0 或 6–0 polydiaxanone 缝

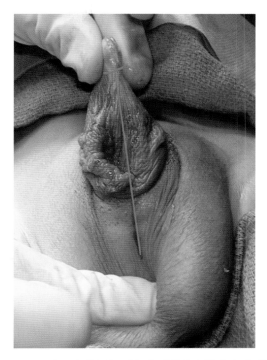

图 4.12　在 6 点位置切开包茎环并挖出阴茎之后，缝合一龟头牵引线，标记出龟头下方的黏膜环，切开后再沿中缝垂直切至阴囊中部(图中蓝线部分)，以便完成阴茎脱套。

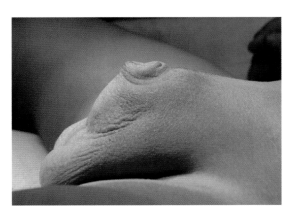

图 4.11　先天隐匿性阴茎术前状态。

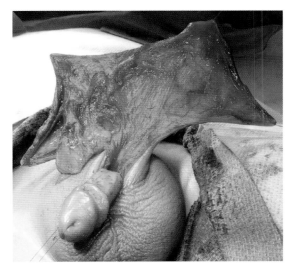

图 4.13　阴茎脱套后,展示出有粘连且过多的包皮内板,以及正常的阴茎皮肤。

线缝合重新创建阴茎耻骨交界部,在将肉膜层与白膜缝合时要注意不要产生皮肤凹陷(图 4.14)。将其余的皮肤平整包裹住阴茎直至腹侧,用两根 6-0 polydioxanone 缝线将其缝合固定在尿道两侧的白膜上,建立新的阴茎阴囊交界部。如果皮瓣充足,腹侧用 7-0 polyglactin 缝线间断缝合,重新形成阴茎中脊线。如皮瓣不足,我们采用腹股沟的全厚皮片转移来进行弥补,术后外观如图 4.15 所示。

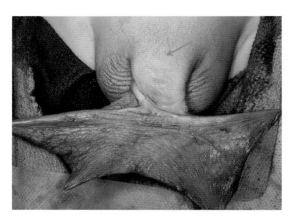

图 4.14 展开后可看到包括阴茎背侧表面的全部皮肤,选择 12 点的阴茎耻骨交界部(蓝色箭头),用聚丙烯缝线将阴茎皮肤肉膜与海绵体白膜缝合固定。

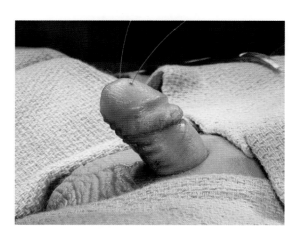

图 4.15 先天隐匿性阴茎将脱套的包皮覆盖缝合后的外观。用 6-0 polydioxanone 缝线固定阴茎阴囊交界点,腹侧再用 7-0 polyglactin 缝线间断缝合,形成一个腹侧中脊线,最后完成包皮环切术。

尿道下裂

尿道下裂是一种先天性尿道发育异常的疾病,异常的尿道外口位于阴茎腹侧,可以开口于从会阴、阴囊部位至龟头之间的任何位置,不同的位置同时也决定了尿道下裂的不同分类及手术方式(图 4.16)。

通过将尿道外口重新安置在龟头上,建立一个功能性的尿道,修复阴茎、矫正弯曲及对龟头进行整形,以达到使阴茎伸直并发挥正常性功能的目的。

手术器械

- 0.5 钳;
- 卡斯特罗维霍(Castroviejo)持针器;
- 技术持针器;
- 一个卡尺;
- 两个静脉拉钩;
- 两个 Army N 拉钩;
- 两个小理查森(Richardson)拉钩;
- 两个解剖(tenotomy)剪刀;
- 一个海狸(Beaver)刀柄;
- 五个小止血钳;
- 两个杰拉尔德(Gerald)钳;
- 两个带齿的安德森(Adson)钳;
- 一个唇型牵开器;
- 8-Fr 探针;
- 眼科用点灼器;
- 细尖记号笔;
- 血管阻断带;
- GA-23 号蝶形针、注射用生理盐水;
- 6-F 聚氨酯(Kendall)支架;
- 大中型透气胶膜;
- GA-30 号缝针;
- 蓝色球状冲洗器;
- 69 海狸刀片;
- 基斯(Keith)针;
- 1:100 000U/mL 肾上腺素利多卡因;

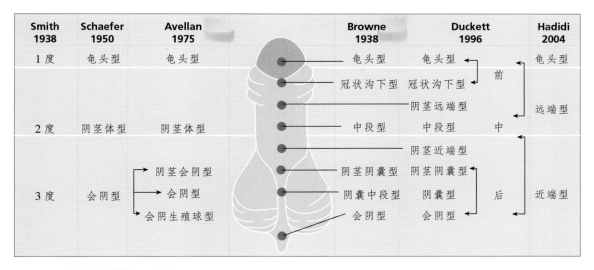

Smith 1938	Schaefer 1950	Avellan 1975		Browne 1938	Duckett 1996		Hadidi 2004
1 度	龟头型	龟头型		龟头型	龟头型	前	龟头型
				冠状沟下型	冠状沟下型		
				阴茎远端型	阴茎远端型		远端型
2 度	阴茎体型	阴茎体型		中段型	中段型	中	
				阴茎近端型	阴茎近端型		
3 度	会阴型	阴茎会阴型		阴茎阴囊型	阴茎阴囊型		近端型
		会阴型		阴囊中段型	阴囊型	后	
		会阴生殖球型		会阴型	会阴型		

图 4.16　尿道下裂分类。（来源：modified from Hadidi AT, Azmy A（eds）Hypospadias Surgery, An Illustrated Guide, Heidelberg, Germany, Springer Verlag（2004）. Reproduced with kind permission of Springer Science and Business.）

- 1:1000 U /mL 肾上腺素。

手术方法

包皮环切+远端尿道下裂修复术：尿道板纵切卷管尿道成形术（TIP）

用 5-0 聚丙烯缝线缝合，穿过龟头作为牵引，切开包皮形成黏膜环（图 4.17）[9]。应用 69 海狸手术刀片，小心划开尿道上方的皮肤，注意防止损伤尿道。将阴茎进行脱套分离，解剖腹侧皮肤时要注意保护腹侧的可作为阻隔皮瓣的肉膜。在背侧要沿 Buck 筋膜进行分离，使肉膜附着在阴茎皮肤上。

按前面所描述的方法进行人工勃起，只有约 15% 的患者可能会伴有阴茎下曲，且多数情况下，其角度小于 30°，用 6-0 聚丙烯缝线行背侧折叠缝合术便可予以纠正（图 4.10）。

标记龟头的两翼（图 4.18a）后，注射含有肾上腺素浓度为 1:100 000 U /mL 的利多卡因以减少出血，沿着尿道板顶端连接处用 69 海狸刀对称性切开，然后使用 tenotomy 剪刀从切口延伸到底层的阴茎海绵体，以确保后期缝合时无张力（图 4.18 b）。对于最大龟头宽度小于 14mm 的患者来说，需要在 3 点和 9 点方向沿着海绵体表面进行进一步分离，可向远端再扩大 4mm 距离，以使龟头两翼活动度更大。术中除注射肾上腺素外，还可以在阴茎根部使用止血带，以达到进一步的止血效果。

用 0.5 钳提起尿道板两侧（图 4.19），然后在中线处用 tenotomy 剪刀剪开（图 4.20），切口一直延伸到下方的海绵体并达到正常尿道。

将 6-F 聚氨酯（Kendall）导管自尿道插入男孩的膀胱之中，与龟头牵引线相固定（图 4.21）。尿道板管状成形术，是用一根 7-0 polyglactin 线及 TG 140-8 缝针进行双层缝合，最远端的缝合应与尿道板顶端至少有 3mm 的距离，以免出现术后医源性尿道外口狭窄，外口应呈椭圆状。

将腹侧保留的肉膜置成阻隔皮瓣，将其翻转覆盖在新尿道上方（图 4.22 a）。如果腹侧肉膜缺乏，则将背侧肉膜做成皮瓣转至腹侧，同时要避免扭转，或将背侧肉膜的皮瓣中

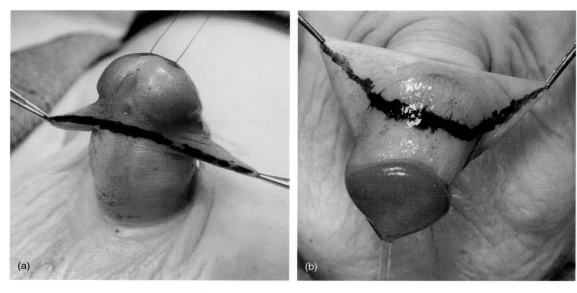

图 4.17   (a)先在阴茎腹侧进行切线标记。(b)标记背侧裙状皮瓣。

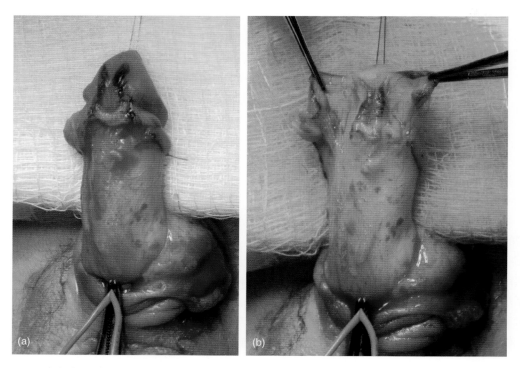

图 4.18   (a)在龟头尿道板的连接处标出龟头两翼的切线,注射 1:100 000U/mL 肾上腺素,然后用 69 海狸刀切开。(b)用 tonetomy 剪刀进行分离,使龟头两翼充分松解,并将两侧拉近到尿道板无任何张力,多数患者可达到接近 90°。

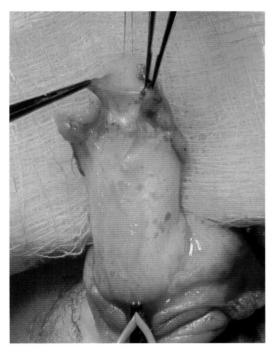

图 4.19　在解剖龟头两翼后,用 0.5 钳将尿道板对称展开,在中线处剪开。

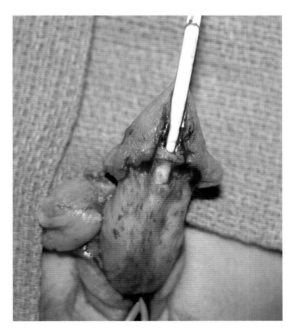

图 4.21　将 6-F 聚氨酯导管用此前植入的聚丙烯针固定就位。用 7-0 polyglactin 线与 TG 140-8 缝针进行皮下缝合,完成尿道成形术。

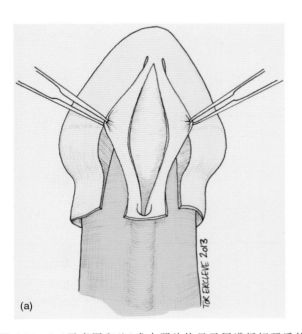

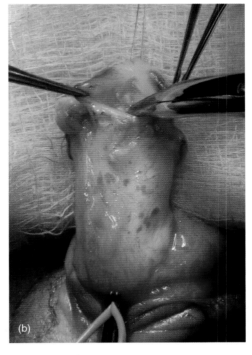

图 4.20　(a)示意图和(b)术中照片均显示尿道板切开后的手术外观。(来源:(a)Tor Ercleve. Reproduced with permission of Tor Ercleve.)

间切开,并如同纽扣样穿过龟头覆盖在尿道上(图 4.22 b),用 7-0 polyglactin 线缝合固定。

龟头成形术独立于下方的尿道整形术,即龟头的两翼不与新尿道缝合,远端龟头两翼的缝合应尽量与尿道口腹侧唇的位置相对应(图

4.23)。用 6-0 polyglactin 线间断皮下缝合 3 针左右,不缝合皮肤边缘,以免留下瘢痕。

切除靠近中线的多余皮肤(图 4.24a),用 7-0 polyglactin 线行间断皮下缝合(图 4.24b)后,便可形成包皮内板的黏膜环。将背侧包皮

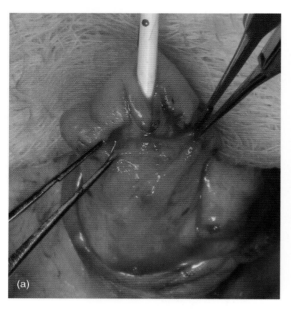
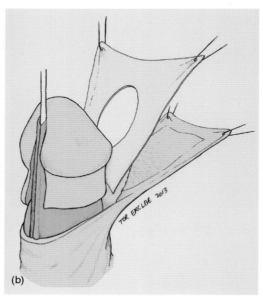

图 4.22 (a)采用腹侧肉膜作为皮瓣,用 7-0 polyglactin 线间断固定到尿道两侧。(b)如果张力较大,则可将背侧肉膜皮瓣开孔呈扣眼状穿过龟头转到腹侧,并用 7-0 polyglactin 线缝合固定 (来源:(b)Tor Ercleve. Reproduced with permission of Tor Ercleve.)

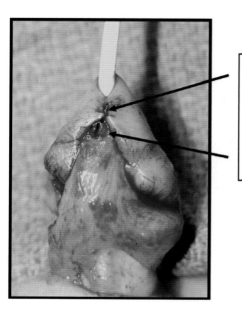

龟头尿道口

尿道口

图 4.23 将尿道口腹侧皮缘的上皮用 7-0 polyglactin 线进行缝合,使龟头远端的两翼拉近闭合,但不与下方的新尿道固定,用 6-0 polyglactin 线皮下间断缝合 2~3 针,完成龟头整形术。

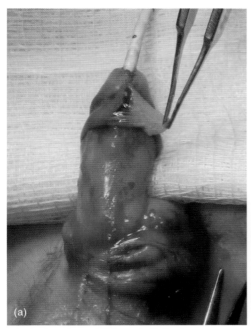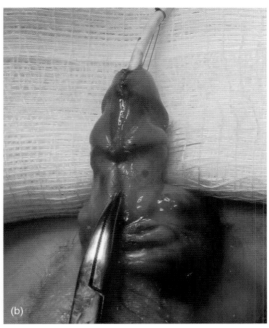

图 4.24　此时裙带皮瓣被带至腹侧，在两边确定好位置后，切除多余的三角形内板皮肤 (a)。用 7–0 polyglactin 线间断皮下缝合两侧边缘 (b)。如皮下缝合间隙过小，可用 9–0 polyglactin 线行皮肤全层缝合。

纵向切开与黏膜环的 12 点相连 (图 4.25a)，用 7–0 polyglactin 线将背侧包皮与内板缝合 (图 4.25 b)。将背侧包皮向腹侧旋转，以覆盖腹侧面并创建一个中缝，切除多余皮肤完成环切 (图 4.26)，用 7–0 polyglactin 线行间断皮下缝合，关闭切口。

术后敷料

应用阴茎手术专用敷料可减少术后血肿和水肿的发生。阴茎先用一个透明敷料包裹（透气胶膜），外面缠一层纱布后再用另一个透明敷料轻轻加压包扎。术后应每日两次经

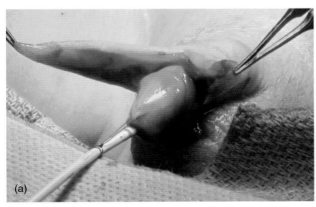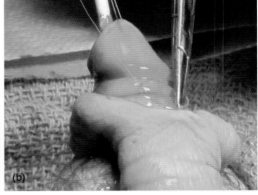

图 4.25　从背侧中线切开包皮内板和皮肤，与黏膜环的 12 点位置相对应，完成环切术 (a)。用 7–0 polyglactin 线行间断皮下缝合 (b)。

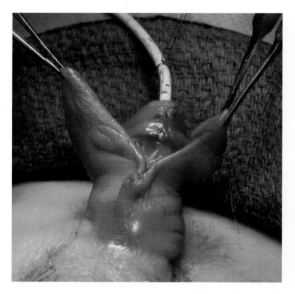

图 4.26 用 7-0 polyglactin 线间断皮下缝合腹侧,重新建立中缝结构。

尿道支架管注入复方新诺明,剂量为 2mg/kg,术后第 7 天取出尿道支架管。2 岁以内的男孩服用布洛芬和对乙酰氨基酚以缓解疼痛;2 岁以上男孩可使用一定量的氢可酮;3 岁以上的男孩按 0.2mg/kg 剂量每日两次服用奥昔布宁。

保留包皮的远端尿道下裂修复术(包皮成形术)

首先缝一龟头牵引线,然后按照图 4.27 所示在背侧包皮边缘各分别缝一牵引线。于尿道下裂的尿道外口下方标记一 U 形切口线,切开前注射含有 1:100 000 U /mL 肾上腺素的利多卡因。手术主要在阴茎的腹侧进行(图 4.28),术中要注意保护阴茎腹侧的肉膜,它可作为阻隔皮瓣用,尽量防止损伤。

尿道和龟头成形术,方法如前所述。将腹侧肉膜覆盖在新尿道的上方作为阻隔皮瓣,但如果腹侧的肉膜确实不足,也可省略该步骤。

包皮成形术先是处理包皮内板,在龟头上方将皮肤复位,用 7-0 polyglactin 线进行间

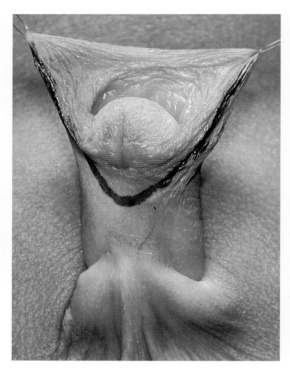

图 4.27 从两侧包皮角至尿道外口下方,标记出 U 形切口线。操作仅在腹侧进行,如需进一步的暴露,可沿中缝和阴囊中线向下切开即可。

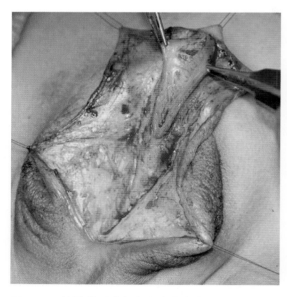

图 4.28 行尿道下裂保留包皮修复术的患者尿道板切开后的外观。

断皮下缝合形成内板。最后处理外板,缝合时要确定由两侧远端的包皮角所形成的包皮外口不能过紧,龟头易于上翻。如果包皮外口过紧,可将两侧包皮角向近端重新定位后,用7-0 polyglactin 线进行间断皮下缝合。缝合后查看伤口,如有任何裂隙产生,可用 Heineke-Mikulicz 技术进行关闭,术后外观如图 4.29 所示。

近端型尿道下裂

手术方式主要取决于阴茎的弯曲程度。必须矫正阴茎下曲,约 75% 的近端型尿道下裂患者即使术中保留尿道板也可以很好的矫正下曲。另 25% 需要切断尿道板的患者,我们则多采用二期手术进行。

手术方法

沿尿道板的可视边缘处标记出腹侧"U"形切口线(图 4.30),注射含 1:100 000 U /mL 肾上腺素的利多卡因以减少术中阴茎皮下的尿道海绵体出血。无论是包皮环切步骤还是包皮成形步骤都可以采用上述远端尿道下裂修复的方法进行。

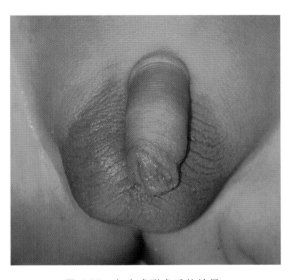

图 4.29　包皮成形术后的效果。

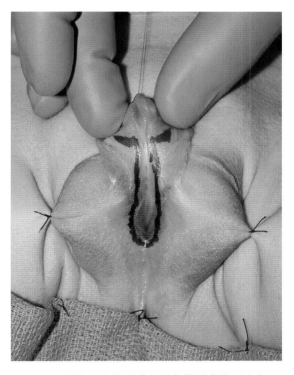

图 4.30　近端型尿道下裂患者术前用紫线画出切口线。切口可一直延伸到帽状包皮的两端,以便行包皮的重建,或者如图 4.17(b)所示进行环形切割。

将皮肤切开后,与远端尿道下裂修复术相同,龟头两翼被分离至尿道板两侧。沿尿道板外缘将尿道海绵体与底层的阴茎海绵体进行分离,完全松解与龟头两翼连接后进行人工勃起。如果弯曲角度大于 30°,则继续在尿道板下方与阴茎海绵体进行分离,将近端的正常尿道海绵体进行分离直到尿道膜部水平,使它与阴茎海绵体完全分离开来。它利用了尿道和尿道板的自然弹性,从而在不切断尿道板的情况下对阴茎下曲直接进行矫正(图 4.31)。重新进行人工勃起并进行评估,如果弯曲角度小于 30°,仅需用 6-0 聚丙烯线进行一个简单的背侧折叠缝合术即可进一步矫正[7];如果角度仍大于 30°,可在腹侧最大弯曲处,将阴茎海绵体白膜从 4 点到 8 点之间横向切开 3 个平行切口,间距数毫米即可(图 4.32),且这些切口并不缝合。单纯切

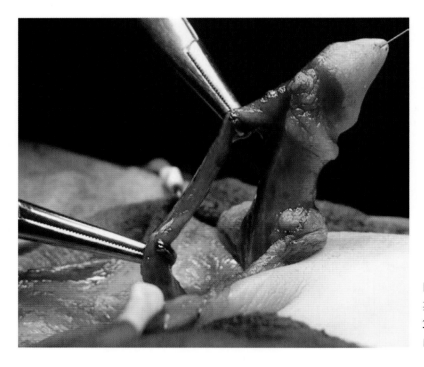

图 4.31　将尿道板与下方的阴茎海绵体分离后,如下曲仍超过 30°,可将正常尿道海绵体继续向近端游离至尿道膜部水平。

开腹侧的海绵体白膜不一定能完全纠正下曲。经常还需采用背侧中线的折叠缝合术加以补充。如果在进行了以上所有努力的情况下,阴茎下曲角度依然大于 30°,就只能将尿道板横向切断了。

分离尿道板时,将其从白膜上提起的同时,向中线处进行锐性分离,操作中不能损伤尿道板,否则会形成两个分离的条带状(图 4.33)。放置 6-F 聚氨酯支架进行管状成形步骤,第一层采用 7-0 polyglactin 线皮下间断缝合,第二层采用 7-0 polydioxanone 线连续缝合,海绵体成形多用 7-0 polydioxanone 缝线。睾丸鞘膜瓣

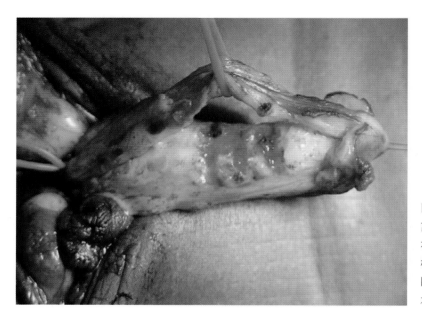

图 4.32　尿道和尿道板完全游离后下曲角度仍大于 30°时,可在阴茎海绵体从 4 点到 8 点处横向浅层切 3 个切口,同时辅以阴茎海绵体背侧中线折叠缝合术进行矫正。

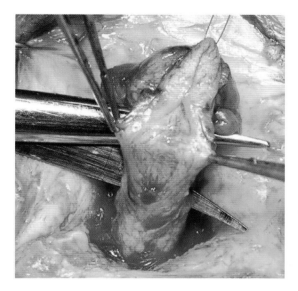

图 4.33　从中线处分离尿道板时,注意避免将其分割成两个分离的条带。

的制作:从阴囊内取出睾丸,切开鞘膜制作成皮瓣,直达外环口,以减少由于睾丸抬高或阴茎勃起后牵拉而产生不良后果(图 4.34)。睾丸固定到原来正常的阴囊位置后,将鞘膜瓣的上皮层向下覆盖在整个新尿道表面,并用 7–0 polydiaxanone 缝线间断缝合固定。

使用 6–0 polyglactin 线间断皮下缝合进

行龟头成形术,与远端型修复术一样,龟头不与下方的新尿道进行缝合。然后进行包皮环切或修复步骤,最后重新对每一位患者用 5–0 polydioxanone 线间断皮下缝合,建立新阴囊阴茎交界点。

术后保留支架管 14 天,伤口敷料和药物治疗方案与远端尿道下裂患者术后基本相同。术后 6 周及 6 个月进行随访,然后每年进行一次。

尿道上裂

尿道上裂既可能是膀胱外翻合并有尿道上裂,也可能是一个独立的疾病,即只表现为尿道外口位于阴茎背侧,而膀胱颈部正常。由于背侧尿道板短小,阴茎在勃起后会产生向背侧的弯曲,因此重新建立正常的阴茎结构还需多个步骤来完成。

手术方法

为了修复尿道上裂,我们要将阴茎完全分解开来,为防止阴茎背侧中线形成瘢痕可采用旋转皮瓣技术进行皮肤的缝合。开始时仍先在龟头处用 5–0 聚丙烯缝线做牵引缝

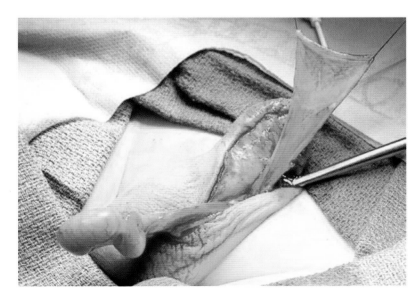

图 4.34　睾丸鞘膜瓣的制作,将睾丸从阴囊取出,切开鞘膜制成皮瓣并将其延至外环口,然后用其覆盖整个新尿道并用 7–0 polyglactin 线进行固定。

合，但此次是分别将两侧海绵体的龟头各缝合一针进行牵引。沿背侧尿道板边缘呈 U 形切开（图 4.35），向腹侧环形切开内包内板进行阴茎皮肤的脱套处理，将尿道板与龟头及下方的阴茎海绵体完全分离，再将两侧的龟头和阴茎海绵体于中线处分开，这时阴茎被分解成一个带尿道板的尿道海绵体、两个阴茎海绵体相互独立的状态（图 4.36）。插入 6-F 支架管，先用 7-0 polyglactin 缝线间断皮下缝合，将尿道板缝合成管状，再用 7-0 polydioxanone 线缝合第二层。将做好的新尿道放到正常的腹侧位置，两侧的阴茎海绵体用 5-0 polydiaxanone 线间断缝合，操作时要避免损伤神经血管束；用 6-0 polyglactin 线间断缝合背侧龟头直到顶点，再用 7-0 polyglactin 线间断缝合，将尿道缝至远端形成新的尿道外口。由于完全分解阴茎后，阴茎海绵体通常会因被充分松解而长度增长，而新的尿道口经常无法达到龟头的正常位置。如果出现

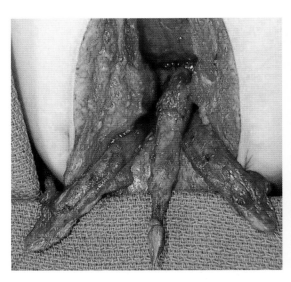

图 4.36　局部注射 1:100 000U/mL 肾上腺素后，在尿道板两侧做薄层切开。将带尿道板的尿道海绵体与两侧阴茎海绵体各自分离成三部分。

这种情况，可将新的尿道口在阴茎腹侧重新进行开口，待 6 个月以后再行二期的尿道成形术。

最后是阴茎皮肤的重建，在阴茎耻骨和阴茎阴囊交界处环形切开皮肤形成一个皮瓣，但要小心保护其血液供应。旋转该皮瓣，将背侧皮肤转至腹侧并缝合形成新的中缝（图 4.37）。使用旋转皮瓣缝合术的早期术后外观如图 4.38 所示。术后支架管要保留 14 天。敷料及术后护理与尿道下裂手术方法相同。

手术的关键技巧

通过手术能矫正上述各种异常，并发症很少。术中操作细致、有条不紊，完全可以达到既美观又保证功能良好的目的。用阻隔皮瓣覆盖和双层皮下组织缝合可有效减少尿瘘的发生，不关闭尿道板远端可防止术后尿道口狭窄。手术最后，要保证术后的美观，可通过表皮的巧妙缝合，将所有最终的瘢痕都用腹侧中线、包皮内、外板的连接处加以掩饰。

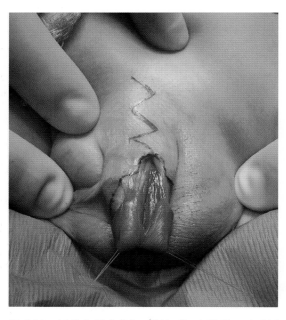

图 4.35　尿道上裂术前切口标记线。在耻骨上区采用 Z 形切口，沿 12 点位延伸，并环形切开内板，将阴茎皮肤脱套，阴茎皮肤制成矩形皮瓣后旋转，以避免在背侧缝合。（经 J.Pippi Salle 许可后转载。）

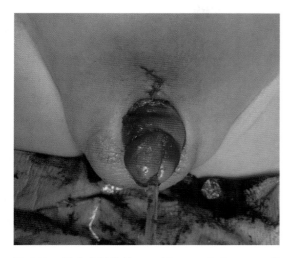

图 4.37　阴茎皮瓣旋转 90°，用 5–0 polydioxanone 缝线在阴茎耻骨和阴茎阴囊交界处缝合固定，用 7–0 polyglactin 缝线皮下缝合远端的阴茎皮肤，避免了 12 点位置的皮肤缝合瘢痕。（经 J.Pippi Salle 许可后转载。）

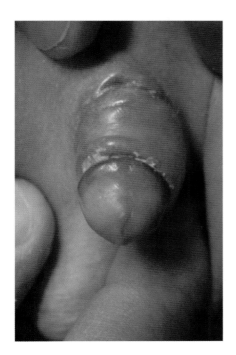

图 4.38　尿道上裂修复术采用旋转皮瓣技术的早期术后外观。（经 J.Pippi Salle 许可后转载。）

致谢

Bush 博士被美国资源研究中心（NCRR）授予得克萨斯州北部和中部临床与移植外科学创始人（Milton Packer, MD, PI），授予号为 KL2 RR024983，该机构为国家卫生研究院（NIH）及其 Roadmap 医学研究院的成员组织。本文内容仅代表作者本人，不代表国家资源研究中心及国家卫生研究院的观点，国家资源研究中心上的信息可通过 www.ncrr.nih.gov. 获得，临床研究信息重组可由 http://nihroadmap.nih.gov/clinicalresearch/overview-translational.asp. 获得。感谢 Tisha Franklin 和 Janet Parker 博士帮助进行文稿处理，感谢 J.Pippi Salle 提供照片以及尿道上裂修复的手术细节。

（杨洪海　译　杨长海　校）

参考文献

1　Horowitz M, Gershbein AB. Gomco circumcision: When is it safe? J Pediatr Surg 2001;36(7):1047–9.

2　Yang CC, Bradley WE. Innervation of the human glans penis. J Urol 1999;161(1):97–102.

3　Weksler N, Atias I, Klein M, Rosenztsveig V, Ovadia L, Gurman GM. Is penile block better than caudal epidural block for postcircumcision analgesia? J Anesth 2005;19(1):36–9.

4　Kaye JD, Kalisvaart JF, Cuda SP, Elmore JM, Cerwinka WH, Kirsch AJ. Sutureless and scalpel-free circumcision: More rapid, less expensive and better? J Urol 2010;184(4 Suppl):1758–62.

5　Wahlin N. "Triple incision plasty". A convenient procedure for preputial relief. Scand J Urol Nephrol 1992;26(2):107–10.

6　Fischer-Klein C, Rauchenwald M. Triple incision to treat phimosis in children: an alternative to circumcision? BJU Int 2003;92(4):459–62; discussion 62.

7　Baskin LS, Duckett JW. Dorsal tunica albuginea plication for hypospadias curvature. J Urol 1994;151(6):1668–71.

8　Fisher C, Park M. Penile torsion repair using dorsal dartos flap rotation. J Urol 2004;171(5):1903–4.

9　Firlit CF. The mucosal collar in hypospadias surgery. J Urol 1987;137(1):80–2.

第 5 章

隐睾及睾丸肿瘤的手术治疗

Manit Arya[1], Imran Mushtaq[2], Abraham Cherian[2]

[1] University College London Hospitals, London, UK
[2] Great Ormond Street Hospital for Children, London, UK

小儿腹股沟睾丸固定术

隐睾是男性生殖器官中最常见的先天性疾病,刚出生时的发病率可高达 4%。发育到 1 岁时可降至 1%,可能是与出生后睾酮的释放能致使睾丸进一步下降有关。

进一步的研究与外科治疗显示,查体时 80%的隐睾可被触及(显性隐睾),20%无法被触及(隐性隐睾),这具有非常重要的临床意义。任何有双侧或单侧的隐性隐睾或尿道下裂的儿童都应该到专家那里接受可能发生的性发育障碍(disorder of sex development,DSD)方面的检查。

临床特征

仔细的临床查体是诊断的关键,而诸如超声和磁共振成像扫描等的放射性检查却帮助性不大,更不会改变手术的治疗方式。

隐睾通常位于腹股沟外环处,这一部位通常被称为"腹股沟管浅袋"。通过向下牵拉睾丸使精索被绷紧拉长,睾丸可以放置在阴囊的任何位置。而去除牵引后,睾丸便会弹回它原来的位置甚至进入腹股沟管内。弹性良好的隐睾在提睾肌反射过度亢进时,松开牵引后睾丸将会在阴囊内停留一段时间,然后会慢慢回到比原来位置更近的地方。此外,弹性良好的隐睾可以用较小的拉力便可让睾丸进入阴囊底部位置。

如果经仔细检查仍不能找到睾丸,那么睾丸很可能是位于腹股沟管、腹腔内甚至是缺失。对侧睾丸的体积过度增大有时预示着这一侧睾丸有缺失的可能。

手术治疗

目前对于实施睾丸固定术的手术时机意见仍不统一,但大家普遍认同在出生后 18 月之前就应将睾丸放入阴囊。通常在出生后 6~9 个月时,如睾丸仍未下降到正常位置,多意味着睾丸很可能不会再进一步下降了,就应该考虑实施睾丸固定术。对于单侧或双侧隐性隐睾的检查,因为需要麻醉和腹腔镜操作,其理想的检查时期则是在出生后 9~12 个月,因为这样才能为二期的睾丸固定术留下足够的时间。

手术风险

术中由于对精索的各项操作可能会无意中破坏精索的结构,因此术前家长应明确了解治疗中可能发生的以下风险及并发症:

1. 输精管损伤;
2. 术后睾丸萎缩;
3. 伤口感染;
4. 术后出血和(或)阴囊血肿;

5.复发。

预后

　　睾丸固定术后，通常患侧睾丸要比对侧睾丸位置略高,体积略小。据报道,有隐睾病史的患者成年后, 其生育能力可能会有所降低,但是相关机制却不十分清楚。此外,受累的睾丸日后发生癌变的概率要增加 10 倍左右, 约 10% 的睾丸癌患者曾有睾丸固定手术史。

患者准备

　　腹股沟睾丸固定术一般采用全麻,体位为仰卧位,术前还应进行区域阻滞麻醉,如骶管或髂腹股沟的阻滞麻醉。手术消毒区域包括患侧的腹股沟、阴茎以及整个阴囊,并且铺无菌单后这些部位都需要暴露出来。

手术方法

　　1. 在精索上方的腹股沟皮肤褶皱处取一个 2~3cm 的切口(图 5.1)。精索可以在耻骨结节上外侧触及,向切口深层进一步钝性分离,显露 Scarpa 筋膜。睾丸多位于腹股沟管浅袋处,用齿镊夹住并提至切口外。用双极电刀分

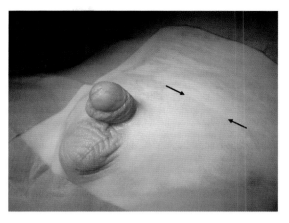

图 5.1　腹股沟和阴囊消毒后, 在腹股沟外环上方的腹壁褶皱处取一个 2~3cm 的切口。

离睾丸引带, 在腹股沟外环处可清楚看到精索外的提睾肌和筋膜。如果需要暴露更多的精索,可将外环口切开 1~2cm,打开腹股沟管前壁即可。

　　2. 采用钝性分离或者是虹膜剪刀的锐性分离方式, 仔细将疝囊同输精管和睾丸血管分离开来(图 5.2)。

　　3.将分离出来的疝囊送至内环口,用可吸收线结扎、固定。由于疝囊被游离,精索充分松解, 便有足够的长度将睾丸放置在阴囊的

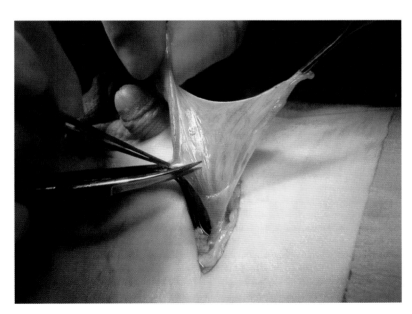

图 5.2　疝囊与其下方的输精管和睾丸血管分离后,需要对精索行进一步松解,确保睾丸能在无张力下进入阴囊。

合适位置(图 5.3)。

4.在同侧阴囊皮肤切 1cm 横切口,将食指从腹股沟切口进入阴囊,建立肉膜囊,指尖位于切口处,并用虹膜剪刀进行分离与肉膜囊相通(图 5.4)。

5. 用手指做引导将动脉钳送至腹股沟切口处,钳夹睾丸表面并向阴囊切口侧牵拉,将睾丸放置在肉膜囊中。只有当输精管和睾丸血管张力较大时,方用可吸收线将睾丸与阴囊中缝缝合一针固定(图 5.5)。

6.可吸收线间断缝合腹股沟管、Scarpa 筋膜及皮下脂肪,皮肤用可吸收线进行皮下缝合来关闭(图 5.6)。

术后护理

患儿在术后当天就可以回家,48 小时内常

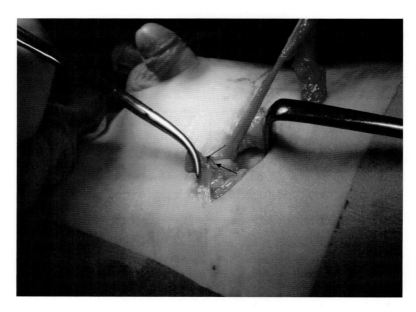

图 5.3 将游离出的疝囊固定。黑色箭头显示的是疝囊。

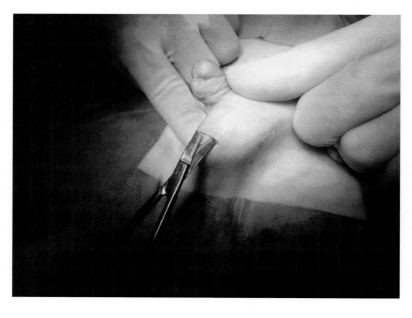

图 5.4 建立一个肉膜囊后,切开一侧阴囊。

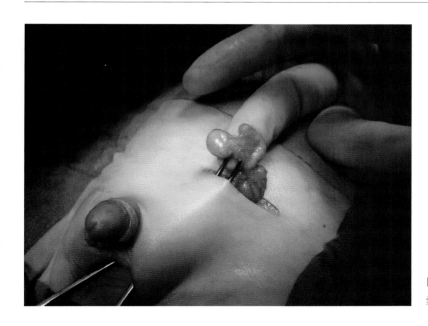

图 5.5　用动脉钳将睾丸拖入阴囊内。

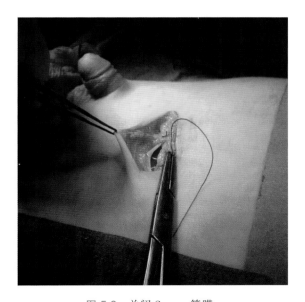

图 5.6　关闭 Scarpa 筋膜。

规口服止痛药（对乙酰氨基酚和布洛芬），4 周内家长还要避免孩子做骑车等的骑跨性运动。

腹腔内睾丸的治疗

放射成像技术如核磁共振和超声检查在定位隐性隐睾的作用值得商榷，目前还得不到完全的信赖。而腹腔镜检查中，内环、骨盆及结肠旁沟等结构一目了然，外科医生可以很清楚地看到腹腔内的睾丸并且将其下降到阴囊中。

手术治疗

腹腔镜检查时如果在内环处看到精索血管和输精管进入腹股沟管内，便可进行传统的腹股沟睾丸固定术。如果在闭合性内环处见到血管盲端，则为睾丸缺失。如果能找到睾丸，可立即进行松解，进行睾丸血管的腹腔镜手术，将睾丸送至阴囊之中(图 5.7)。

手术风险

除了与腹腔镜手术相关的一般性并发症如肠道和血管损伤、切口疝以外，其特有的并发症还应包括睾丸萎缩或睾丸切除。根据睾丸血管的长度，将睾丸重置进入阴囊可采用分期手术的办法。Fowler-Stephens 二期手术的睾丸切除风险为 20% 左右。

患者准备

无论是传统的腹腔镜手术还是达·芬奇

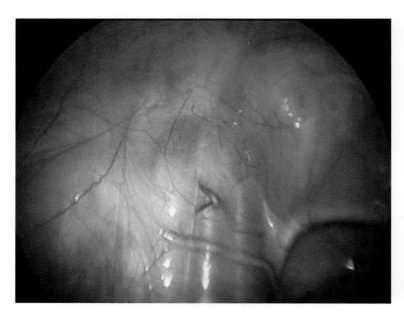

图 5.7　腹腔镜诊断检查显示睾丸伴血管盲端(左侧)。

机器人辅助手术都需要在全麻下进行。通常采用腹部的三个操作孔，脐部作为摄像通道(图 5.8)。体位需呈 10°~30°的头低脚高位，以避免肠道阻挡。

手术方法

　　腹腔内的睾丸可以位于内环口与肾脏之间的任何地方，最高可以在肾门附近的睾丸血管起始部。将睾丸血管在腹膜后进行游离，游离至睾丸可以到达对侧内环口时，说明其长度已经能进入阴囊，可通过内环口进入已经建立好的阴囊肉膜囊之中，如同时伴有疝囊，则要同时在腹腔镜下缝合关闭。如长度不足，就需要采用 Fowler-Stephens 法进行手术。

右侧

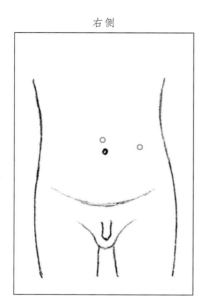

两侧

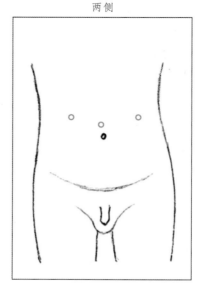

图 5.8　摄像通道在脐部，单侧和两侧操作的通道位置。

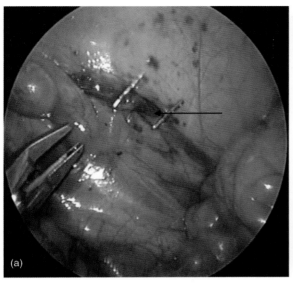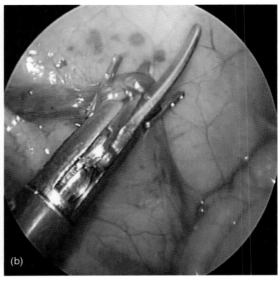

图 5.9　(a)找到睾丸血管(黑色箭头)后,用钛夹夹闭。(b)使用内镜剪刀在两钛夹之间剪断血管(右边)。

Fowler–Stephens 法的第一阶段是在内镜下仅切断睾丸血管，保留输精管不动（图 5.9a）。睾丸以后便依靠输精管动脉的血供而存活，而输精管动脉是膀胱下动脉的一个分支。第二阶段的手术在 6 个月后进行。

Fowler–Stephens 法的第二阶段是先在睾丸血管外侧腹膜切开一个至少 1cm 的切口（图 5.9b）。沿着输精管和内环口将腹膜呈三角形切开，一直延伸至盆腔，形成通道（图 5.10）。建立位于脐内侧韧带和同侧腹壁下动脉之间的"安全三角出口"（图 5.11、5.12、5.13、5.14、5.15、5.16 和 5.17）。当创建新通道时，膀胱应保持空虚状态以避免受到损伤。用弯钳夹住睾丸，经此通道在耻骨上方进入阴囊，并将睾丸安放在肉膜囊中。术中要保证输精管总是位于视野内而不被损伤，睾丸血管不能扭转。

单个腹腔内高位睾丸的情况非常罕见，在这种情况下，由于无法分离出足够的长度，可以采用睾丸的微血管移植来解决，即将睾丸血管分别吻合到腹壁下动脉、静脉上。

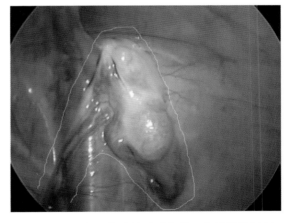

图 5.10　图中标记线为将要进行的三角形腹膜切开。当移动输精管时，要保留其上的宽腹膜蒂以保证血液供应(图示为右侧睾丸)。

腹股沟睾丸切除术

儿童的睾丸肿瘤仅占所有小儿肿瘤的 1%~2%，它们大致可分为睾丸生殖细胞性肿瘤（卵黄囊瘤、畸胎瘤）和睾丸非生殖细胞肿

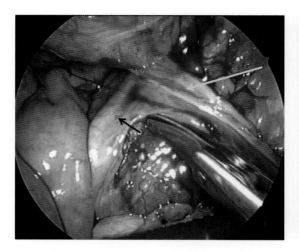

图 5.11   用内镜剪刀呈三角形剪开腹膜并保留腹膜蒂(黄色箭头)和输精管以维持侧支供血,同时进行游离松解。对睾丸及睾丸血管向输尿管(黑色箭头)方向进一步游离松解,可以确保睾丸能在无张力的条件下进入阴囊。

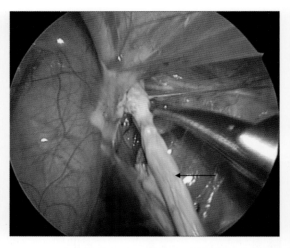

图 5.12   为了保护侧支血液供应,找到睾丸引带(黑色箭头)后尽可能向内环处进行分离,然后再将其切断。

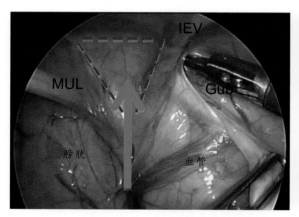

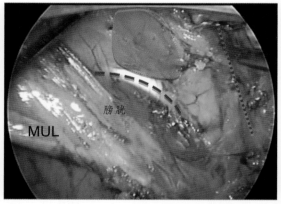

图 5.13   由内侧的腹壁下血管和外侧的脐内侧韧带形成右侧隐睾的"安全三角出口"(蓝色箭头),以此为标志,将睾丸及睾丸血管进行路径重置。Gub,引带;IEV,腹壁下血管;MUL,脐内侧韧带。

瘤(睾丸间质细胞瘤、支持细胞肿瘤、性腺胚细胞瘤)。

临床特征

无痛性阴囊肿块是大多数睾丸肿瘤患者的主要症状,应与鞘膜积液、疝气、附睾炎以及睾丸扭转等进行鉴别。一旦发现疑似睾丸肿瘤,患者就需要进行全面的身体检查,如肿瘤标志物以及确定是否转移。

检查

先检查腹部 B 超和胸部的平片,确诊后采用 CT 和(或)磁共振成像对肿瘤进行分期,术前还要对血清睾丸肿瘤标志物进行检测(α- 甲胎蛋白、β 人类绒毛膜促性腺激素和乳酸脱氢酶)。

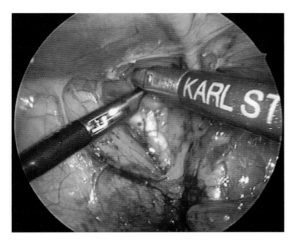

图 5.14 在脐内侧韧带和腹壁下血管之间切开,建立一个新的通道,由此通道可使睾丸和睾丸血管能距离更短地进入阴囊中。

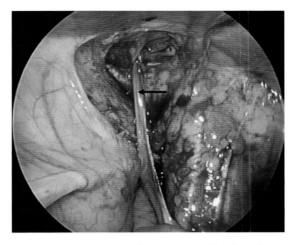

图 5.16 进入脐内侧韧带和腹壁下血管之间的新通道的睾丸血管(黑色箭头),撤出腹腔镜前,应降低腹腔内压力严格进行止血。

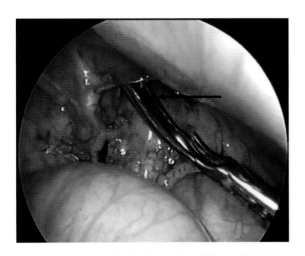

图 5.15 通过"安全三角出口"插入内镜,在耻骨上方直视下向阴囊进行分离(黑色箭头),通道逐渐被扩张后,夹住睾丸下极将睾丸送入阴囊。

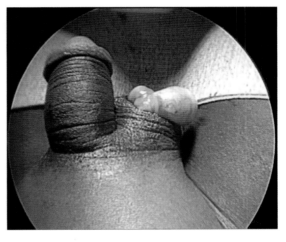

图 5.17 睾丸被带出阴囊并如图 5.4 所示将其固定在肉膜囊中。

手术风险

术前患者应了解可能会出现以下并发症:

1.阴囊和腹膜后血肿形成;

2.伤口感染;

3.髂腹股沟神经损伤;

4.疝气。

手术治疗

睾丸肿瘤的首选手术治疗方法是腹股沟睾丸切除术。虽然人们都希望能够保留睾丸,但它只适用于术前疑似为良性肿瘤的儿童,而且也只是一种可能而已。

患者准备

　　腹股沟睾丸切除术采用全麻进行，患者呈仰卧位。手术开始前，最好再行骶管或髂腹股沟的区域阻滞麻醉。消毒范围至少为同侧腹股沟、阴茎以及整个阴囊，并且铺无菌巾时，这些部位都需要暴露出来（图 5.18）。

手术方法

　　游离并提起精索，在腹股沟管内环处钳夹精索（图 5.19、5.20、5.21、5.22 和 5.23）。将睾丸提到切口外暴露，钳夹并切断睾丸引带（图 5.24、5.25、5.26）。

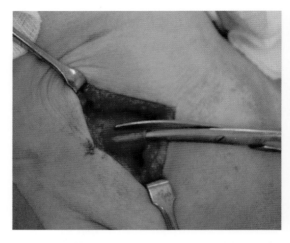

图 5.20　从外环口处沿纤维方向剪开腹外斜肌腱膜。

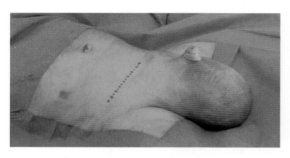

图 5.18　切口的选择应以方便将睾丸从切口取出为原则。在精索上方腹股沟区的皮肤皱褶取 3~5cm 长的切口。

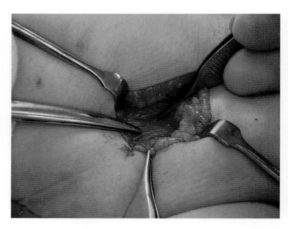

图 5.21　操作过程中要注意保护髂腹股沟神经和生殖股神经的生殖支。

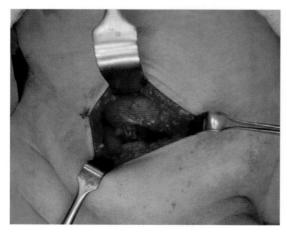

图 5.19　切开皮肤后钝性分离暴露 Scarpa 筋膜，电刀切开 Scarpa 筋膜显露腹股沟管。

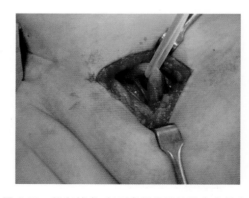

图 5.22　提起精索，打开睾提肌钝性游离出精索。

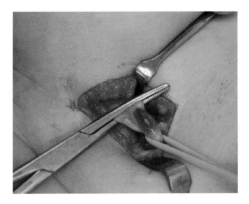

图 5.23　在腹股沟内环处用无创伤钳夹精索。

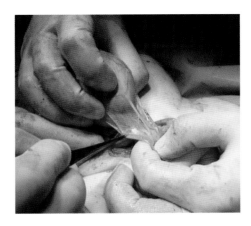

图 5.24　将睾丸从切口处取出，切断睾丸引带。

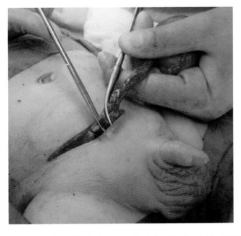

图 5.25　用手触摸睾丸确定睾丸肿块后，高位切断精索。切除标本送病理，精索残端用可吸收线缝合。

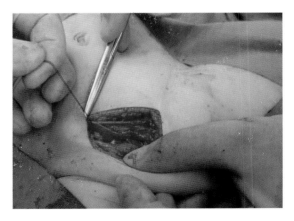

图 5.26　用可吸收线间断缝合腹股沟管、Scarpa 筋膜和皮下脂肪层。最后用可吸收线缝合皮下关闭切口。

　　疑似良性肿瘤时，可以在超声引导下定位病变范围，单纯切除病变而保留睾丸（图 5.27 和 5.28）。

术后护理

　　患者在睾丸切除术后应住院观察一天，除缓解疼痛外，还要监控是否有阴囊水肿和血肿的形成。进一步治疗方案要根据病理结果和是否有远处转移而定。根治性腹股沟睾丸切除术后，无论是大一些的儿童，还是疾病已经痊愈且年龄发育到青春期以后的患者，

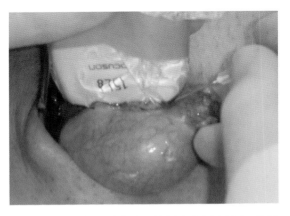

图 5.27　保留睾丸手术需要使用术中超声辅助，将睾丸提出切口，用超声波确定病变位置。在病变处插入一根针作为指引。

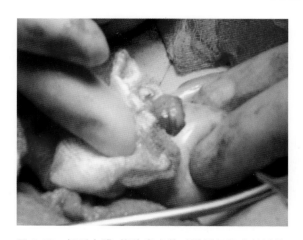

图 5.28　切开白膜,摘除病变并对周围组织进行活检送冰冻分析。如果结果为良性,则保留睾丸并用 4-0 polyglactin 线进行缝合。

都可以放置睾丸假体。睾丸假体可分为大、中、小号,它可以通过相同的腹股沟切口被放入阴囊中,沿边缘与阴囊肉膜缝合固定,或者直接用手向下方牵引假体放到阴囊的合适位置。

（杨洪海　译　杨长海　校）

第 6 章

阴茎弯曲手术

Laurence A. Levine[1], Jonas S. Benson[2], Asif Muneer[3]

[1] Rush University Medical Center, Chicago, IL, USA
[2] Loyola Medical Center, Maywood, IL, USA
[3] University College London Hospitals, London, UK

引言

阴茎弯曲的病因为先天性痛性阴茎勃起（又名先天性弯曲），或者是由阴茎硬结症引起的后天畸形。尽管外科治疗先天性痛性阴茎勃起与治疗轻度的阴茎硬结症过程相似，它们仍是不同的临床疾病。据估计，典型的先天性痛性阴茎勃起发病率为 0.6%，它是通过勃起阶段的阴茎来鉴定的。这些患者的典型表现为阴茎存在向腹侧的弯曲，但是向侧面和背侧的先天性弯曲也会发生。弯曲伴随尿道下裂不应该被叫做先天性痛性阴茎勃起，而叫做尿道下裂。另一方面，现在认为，阴茎硬结症是伤口无序愈合导致的可触及的瘢痕，累及海绵体的白膜。研究提出，由于涉及重塑的典型胶原酶类下调或功能障碍导致瘢痕没有消退，或是这些胶原酶类被过多的金属蛋白酶类组织抑制剂所阻断[1]。

无论原因如何，结果是对于受影响的男性在身心两方面都造成灾难性的问题。阴茎硬结症的病因学和病理生理学机制仍不十分清楚。理论上认为是创伤导致了阴茎勃起或松弛障碍，但是从患者个人史来看多达 80% 的阴茎硬结症患者不承认阴茎受过明确外伤。另一个理论提出，微血管创伤导致了白膜下出血，通过增加转化生长因子 β_1（TGF-β_1）介导的胶原、蛋白聚糖、纤连蛋白合成，引起了异常的伤口愈合。

先天性痛性阴茎勃起的准确病理生理学机制还不是十分明确，但似乎是阴茎一侧的白膜与对侧相比，出现数量或弹性的失衡。因此，如果阴茎的背侧存在更多的组织和（或）弹性则会导致勃起状态下向腹侧的弯曲。白膜没有可触及的变形，阴茎通常具有良好的弹性，并且具有超过成年人阴茎平均的拉伸长度的特征。通常先天性痛性阴茎勃起并不伴有疼痛，但是畸形会干扰性活动，并引发外形带来的苦恼。最终，如果弯曲很严重，会影响阴道插入，造成性交困难，在某些患者无法性交。

临床特征

阴茎硬结症的临床表现包括可触及的被误称为瘢痕的斑块，这些斑块主要由 I 型和 III 型胶原蛋白构成。由于斑块的分布，会出现阴茎的缩短或压缩。除了可能向任何方向弯曲，周围的瘢痕还会出现铰链效应。多数患者会表现为背侧或背外侧的弯曲。弯曲程度不同，那些轻度弯曲者（<30°）会感觉这种畸形并不影响性活动。这种情况下不需治疗。但

是，如果这种畸形使患者苦恼或干扰性活动导致患者或者伴侣的不适，那么治疗指征就是明确的。目前的治疗方法包括手术和非手术。值得注意的是，尽管自从18世纪中叶拉佩鲁兹年代开始采用了多种治疗方法，目前还没有经过美国食品和药品管理局批准的针对阴茎硬结症的非手术治疗方法[2]。在后面的章节中将要讨论很多外科治疗的细节。

阴茎硬结症也许开始表现为疼痛，这是由于疾病活跃阶段出现的炎症反应。典型表现是持续6~12个月的活跃阶段，随之而来的是慢性阶段，这一阶段通常是无痛的、持续的阴茎弯曲。因此，推荐行外科手术不必等到疾病出现1年后，而是阴茎畸形至少稳定6个月后。

术前评估

评价阴茎弯曲患者是由于先天性痛性阴茎勃起还是阴茎硬结症是同等重要的。应该仔细检查阴茎。把阴茎拉伸后进行温和的触诊。因为不论是背侧的和(或)腹侧的阴茎硬结症患者，其斑块都牵涉中隔，因此特别强调的是中隔应该仔细触诊。斑块可进展为结节或条索样结构。在急性期它可表现为触痛和(或)勃起或尝试性交时疼痛。极硬的斑块也许表明斑块的钙化，这种情况发生在超过30%的阴茎硬结症患者。在历史上，斑块钙化被认为是斑块成熟的表现。现在认为，斑块钙化是阴茎硬结症的一个独立亚型。在先天性痛性阴茎勃起患者尽管可能出现白膜增厚，没有可触及的结节。

拉伸阴茎长度的测量是通过患者仰卧位抓住龟头并与躯体垂直牵拉。拉伸长度的测量是通过把硬尺压向耻骨同时量取到冠状沟背侧或尿道口的距离(图6.1)。作者的选择是测量冠状沟，因为耻骨和龟头是两个可靠的固定特征。本研究对于阴茎硬结症患者的意义在于区分斑块钙化或海绵体纤维化，同时

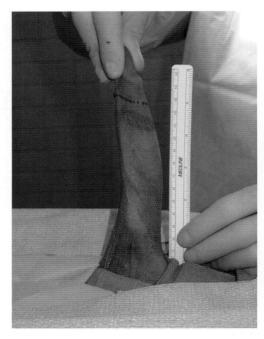

图6.1　开始操作前需测量并记录从耻骨到龟头背侧阴茎的长度。

评估针对海绵体的血管内注射后出现的阴茎动脉血流和静脉闭塞性功能障碍[3]。最后，除了畸形以外，也要检查阴茎的硬度。测量阴茎弯曲的最佳方法是采用测角仪，可采用绳索放在阴茎根部、龟头下区和压痕处测量周径(图6.2)。通过超声检查可评价先天性痛性阴茎勃起患者的严重性，总之先天性痛性阴茎勃起的外科治疗方式为白膜折叠术。

为了判断硬化性苔藓病或包茎需检查包皮。假设患者知道包皮嵌顿或持续包皮口远端水肿的风险，可以将正常的包皮完整保留。但是，异常包皮患者要在矫形外科手术时行环切术。

阴茎生物感觉阈值测定，即振动感觉测定，被认为是间接评价阴茎性感觉其创伤最小的方法。振动通过固定频率、变量衰减的装置传递。患者报告首先开始振动的是示指(阳性对照组)、阴茎两侧、龟头和大腿前面(阴性对照组)。尽管没有大规模研究证实它的有效

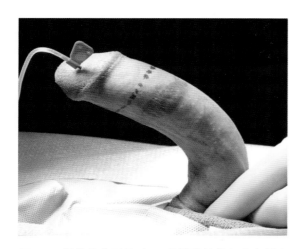

图 6.2　阴茎弯曲可通过 21 号蝶形针从龟头左侧直接向海绵体内注射 60mg 罂粟碱诱导的人工勃起实验证实。经过一段时间，盐水灌注形成了充分的勃起。患者呈现 65° 的腹侧弯曲。

性，但是对于勃起功能障碍和阴茎硬结症，它可以作为一种有效的工具。对于那些术后抱怨感觉降低的患者，基线记录是很有用的，可以通过它来确定阴茎感觉原来没有异常。

手术治疗

已公开发表了几种手术方案来指导阴茎硬结症的外科矫正[4,5]。对于没有明显缩短或回缩的轻度至中度弯曲（<60°~70°），需采用白膜折叠术。这种首选的方法能够矫正畸形，同时降低勃起功能障碍的潜在风险，在那些接受移植手术的患者勃起功能障碍的可能更大。此外研究还表明，与那些严重的阴茎弯曲相比，如果弯曲角度小于 60°，阴茎缩短程度倾向于可以忍受[6]。

对那些存在严重畸形（>60°）和（或）引发铰链效应的沙漏畸形的患者，推荐采用部分斑块切除或斑块切除和组织移植术。成功的关键在于选择术前具有优良的勃起功能的患者。有效的筛选方法是询问患者：如果阴茎是笔直的，他是否确信其术前获得性刺激时的坚挺程度是足够完成完整的性活动。一些勃起功能欠佳的患者宁愿接受移植操作，但应该告知他们术后勃起功能障碍的风险更高。在移植术和折叠缩短术后推荐进行牵引治疗。除了可能恢复丧失长度，还可以起到一个夹板作用，以达到最佳伸直愈合的目的[7,8]。更多的细节在"手术方法"一节讨论。

手术风险

矫正弯曲阴茎的风险包括不完全伸直、弯曲的复发、阴茎缩短、龟头感觉的改变和勃起功能障碍。以上情况需要在术前详细探讨，以便患者对潜在的术后并发症有充分的理解，同时对结果有适当的期待。历史上，阴茎硬结症患者经历了大量的情绪困扰。从外科医生的角度来看其疗效已经很好，但患者仍对结果不满。

手术效果

通过折叠缩短术或移植术，多数情况下外科手术是能够成功伸直。主要关注的是上面提到的风险，特别是移植术的勃起功能障碍。在折叠缩短术和移植术后，龟头感觉会改变和缩短[9-11]。因此术前需要仔细告知患者手术风险，这样可以让患者对预后有清楚的认知。

患者准备

矫正阴茎畸形手术通常需要全麻或局部麻醉。建议术中应用抗生素，适当地擦洗阴茎，刮除阴毛。最好使用放大镜增加清晰度，采用双极电凝降低损伤血管神经束的风险。此外，应合理应用血管活性药物如罂粟碱、混合气体（trimix）或前列腺素诱导勃起。这些药物通过 21 号蝶形针经龟头直接注入阴茎海绵体。术中通过 60mL 注射器或自动泵装置灌注生理盐水造成人工勃起来监测畸形矫正情况。尽管必要时需放置导尿管导尿,但最好使用 Foley 尿管。

手术方法

白膜处理

这个步骤是为了矫正阴茎硬结症引起的弯曲畸形。总的来说,白膜折叠缩短术用于弯曲角度小于 60°的患者,同时患者也能接受阴茎缩短。当存在轻度的勃起功能障碍且弯曲角度达到 70°者也是首选这种方法。据报道,患者若采用移植方式,存在严重勃起功能障碍的风险(图 6.3、6.4、6.5、6.6、6.7 和 6.8)。

Nesbit 和折叠缩短术

该术式的目的是通过缩短较长的凸起一侧来矫正阴茎畸形。移除部分椭圆形的白膜或在白膜上采用一系列折叠缝线直至阴茎伸直。这些步骤适用于阴茎硬结症或是先天性痛性阴茎勃起 (图 6.9、6.10、6.11、6.12、6.13、6.14、6.15、6.16 和 6.17)。

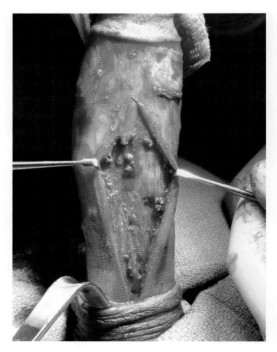

图 6.4 Buck 筋膜从阴茎的凸面被提起。旋支静脉在线结之间被分开。在这种情况下采用正中入路,提升、迁移一部分背深静脉,为下面的白膜提供通路。要仔细分离,以免损伤邻近的血管神经束。

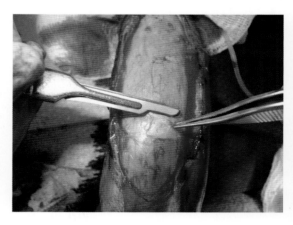

图 6.5 阴茎根部捆绑止血带或向耻骨挤压阴茎体后通过注射生理盐水建立充分的阴茎勃起。然后形成皱褶。切开两个 1~1.5cm 的横切口,分离 0.4~1cm(根据弯曲矫正的程度),纵行但不穿过白膜环形纤维。为减少折叠白膜的体积,插入的组织是薄层的(削过的)。折叠缩短术切口间距最好不超过 1cm,以免狗耳状畸形或形成沿阴茎轴向的凹陷。

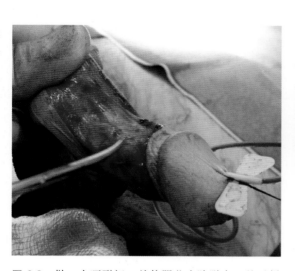

图 6.3 做一个环形切口并使阴茎皮肤脱套。然后锐性分离出肉膜和 Buck 筋膜间隙,再向阴茎根部方向肉膜层从 Buck 筋膜表面钝性分离下来。

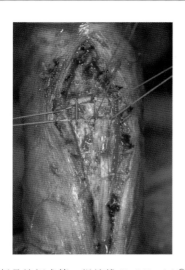

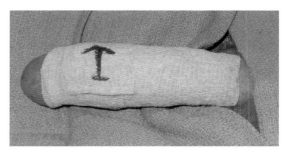

图 6.8　采用连续的 4-0 铬肠线关闭 Buck 筋膜以保持阴茎伸直。通过 4-0 铬肠线间断的水平褥式缝合关闭龟头下方皮肤。采用 20mL 0.25% 丁哌卡因在阴茎根部环形阻滞。替代方法是直接向 Buck 筋膜下的神经血管束位置注射小剂量的局麻药。包扎采用 Xeroform™(Covidien AG,Mansfield,MA,USA)凡士林纱布围绕龟头下方伤口，同时应用 3M™ Coban™ Self-Adherent Wrap 自粘包装(3M, St.Paul,MN,USA)从远端到近端包扎，这样形成轻度的加压。术后 3~4 天患者可以淋浴时去掉外面包扎。术后 2 周开始恢复性按摩和伸展，6 周内禁止性生活。

图 6.6　折叠缩短术第一根缝线(2-0 Tevdek®)位于横切口的中点采用反转垂直褥式形式。通过 2~3 根独立的 3-0 polydiaxanone 缝线采用 Lembert 形式加固。当阴茎远端需要形成小的皱褶来矫正白膜的凸起或小的残留弯曲，术者仅需要用 1 或 2 根 3-0 polydiaxanone 缝线缝合，同时由于此处白膜更薄，应避免缝线残留。

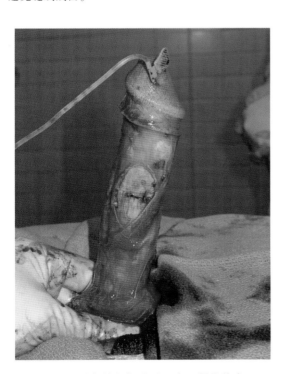

图 6.7　重复缩短折叠过程直至阴茎伸直。

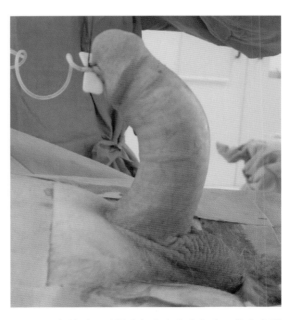

图 6.9　术前需记录阴茎长度和弯曲角度。若存在明显的阴茎沙漏畸形，Nesbit 方法会导致进一步的狭窄和铰链效应，故不宜采用。

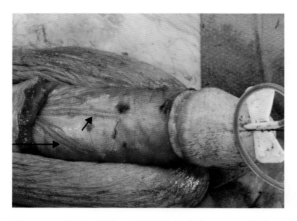

图 6.10　采取环状切开并使阴茎脱套。为了使其远离手术区阴茎皮肤被缝合到耻骨下皮肤和阴囊。短箭头指向背深静脉，长箭头指向阴茎背动脉。

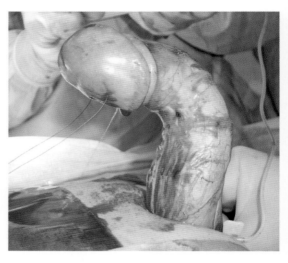

图 6.11　重复进行人工勃起。这是弯曲最大的姿势，可以在尿道旁腺组织上用缝线标记。

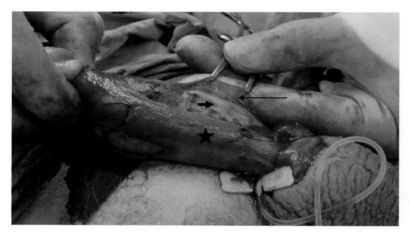

图 6.12　对于背侧弯曲，Buck筋膜（长箭头）沿尿道旁被切开并从下面的白膜剥离开（短箭头）。锐性切开能精确地游离从而保留血管神经束。在尿道（星形）两边切除部分为椭圆形，或是选择尿道完全游离和单椭圆切除。

Nesbit 术的改进

Yachia 术

　　这是 Yachia 描述的一种 Nesbit 术的改进术式，该术式可避免切除部分椭圆形的白膜。在为了腹侧弯曲游离血管神经束后，在背侧弯曲的尿道旁或是背侧中线，于白膜上行多个小的纵切口。然后采用 Heineke Mikulicz 术式，用 2-0 或 0 号 polydiaxanone 缝线行水平缝合。切开并形成皱褶，直至阴茎伸直（图 6.18）。

16 点阴茎折叠法

　　该术式可在镇静局麻下或全麻下进行。对于背侧弯曲，海绵体内注射罂粟碱或前列腺素。一旦勃起出现并且找到弯曲的中心，采用脱套、切开，或是中缝切口。Buck 筋膜如前面描述那样游离。采用 2-0 的编织涤纶缝线。进针和出针点被标记，间距 0.5cm（图 6.19）。每四个点打一个结，至少需要两对结来保证

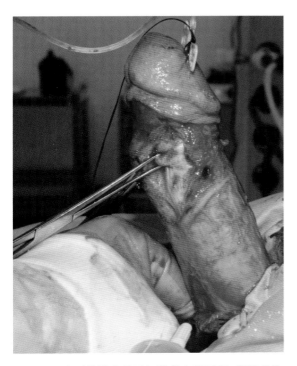

图 6.13　为了估计出需要切除的白膜面积,当阴茎松弛时用爱丽斯钳提起白膜。一般来说,每 10°的弯曲需要切除 1mm 白膜。爱丽斯钳在原位时再次诱发人工勃起。如果残留的畸形是可接受的,那么使用爱丽斯钳留下的标记标出需要切除的白膜。

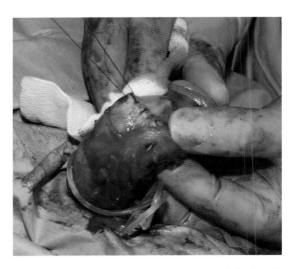

图 6.15　采用 0 号 polydiaxanone 缝线缝合白膜上的缺损。明确线结被埋入在内非常重要。缝线应具有抗拉伸强度,告知患者 6 个月内仍可触及缝线。

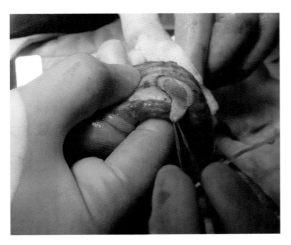

图 6.14　白膜上被标记出椭圆形。切除椭圆形的白膜时要确保下面的海绵体肌不被切断。若手术是矫正背侧弯曲,上述步骤在对侧重复。

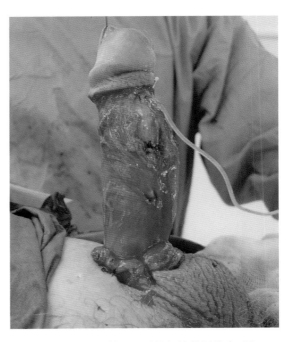

图 6.16　重复人工勃起。阴茎保持伸展状态,用 4–0 polyglactin 缝线关闭 Buck 筋膜,随后缝合皮下和肉膜。皮肤用 4–0 或 5–0 可吸收线缝合。

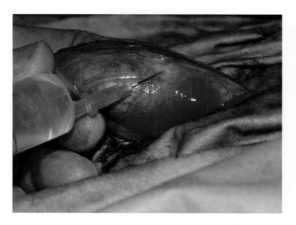

图 6.17 直接应用局麻药进行 Buck 筋膜下浸润注射。

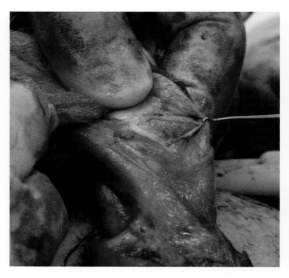

图 6.18 在皮肤拉钩的辅助下,尿道旁的纵切口采用 0 号 polydiaxanone 缝线行水平缝合。

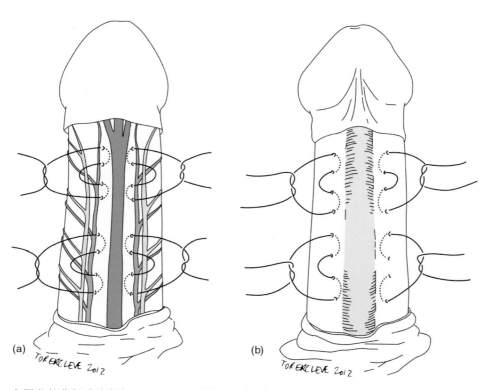

图 6.19 在阴茎的背侧或腹侧标记出 2-0 缝线的进出位置。(来源:Tor Ercleve. Reproduced with permission of Tor Ercleve.)

最小的张力(16 点)。偶尔需要三双结(24 点)。缝线打紧直至阴茎伸直。

如果患者接受,采取与腹侧弯曲相似的方法,阴茎皮肤采用围绕龟头脱套切除法或背侧纵切口切除(图 6.20、6.21、6.22 和 6.23)。在背深静脉和背侧动脉之间形成间隙,在其中进行折叠缩短术。

最后抽吸阴茎并注射 α- 肾上腺能受体激动剂以促进完全消肿。

斑块切除和移植

当阴茎弯曲角度>60°且勃起良好时,可选择斑块切除并移植。移植物包括自体移植物,如大隐静脉、颞肌筋膜、腹直肌筋膜或颊黏膜。备选移植物包括小肠黏膜、牛和人的心包膜及 Pelvicol™。因为相关的炎症反应避免使用合成移植物如 Dacron®。

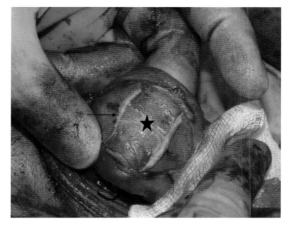

图 6.21　或者行"H"形切口,这样 H 的横线就能穿过斑块的中间,或是采用双"Y"形切口穿过斑块。在阴茎沙漏畸形和内缩时,"Y"的分支可向侧面延伸。白膜的边缘被剥离 (长箭头)。下面的海绵体显露出来(星号)。

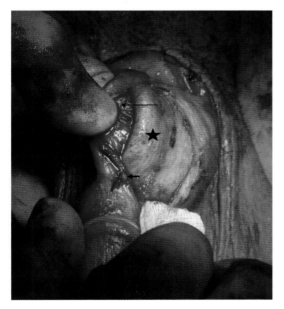

图 6.20　开始步骤包括前面描述的人工勃起和脱套。对于背侧弯曲,应识别并分离小箭头所示的背深静脉。把包含背侧神经血管束的 Buck 筋膜(长箭头)从白膜分离开(星号)。在这种情形下,把 Buck 筋膜从中间移向侧面。另一选择是行尿道旁切除并从背侧移向中间。

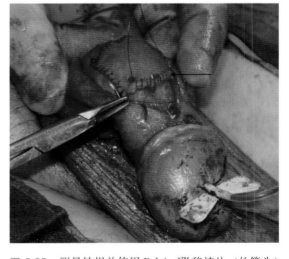

图 6.22　测量缺损并使用 Pelvicol™ 移植片 (长箭头)缝合到白膜的边缘来覆盖缺损,采用 4–0 polydiaxanone 缝线。重复人工勃起确保阴茎的伸直。小的残余畸形能被对侧的折叠缩短术缝合纠正。应用 4 –0 polyglactin 缝线连续缝合关闭 Buck 筋膜,然后如前面描述的一样关闭外面一层。

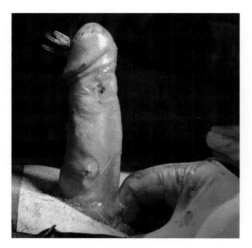

图 6.23　重复人工勃起显示阴茎是伸直的。

阴茎假体植入治疗合并勃起功能障碍的阴茎弯曲

合并勃起功能障碍的明显的弯曲或"沙漏"畸形最好用阴茎假体治疗。这一步骤在第 7 章有所描述。但是，矫正包括应用矫正技术治疗严重背侧弯曲。包含使用膨大的植入物和用于管道系统橡胶包裹物进行阴茎手工塑形，以确保锁定的活瓣不被干扰。塑形持续 90 秒。对于残留的弯曲采用另外的折叠缩短缝合术。

敷料

术后在某种程度上会出现血块和膨胀物压迫神经。推荐在纱布和敷料外面用低张力弹力绷带。龟头应露出，术后定期检查。阴茎保持抬高。

术后护理

建议患者 6 周内避免性生活。磷酸二酯酶 -5 抑制剂能促进海绵体平滑肌恢复，出院后 1 周可开始服用。

采用心包膜移植修补部分切除的斑块

这个步骤的目的是纠正阴茎硬结症导致的弯曲。对于以下患者采用该步骤：严重弯曲（>60°）和（或）缩进导致铰链效应的患者，更重要的是患者术前不管是否应用磷酸二酯酶 -5 抑制剂治疗均有良好的勃起功能（图 6.24、6.25、6.26、6.27、6.28、6.29、6.30、6.31、6.32）。

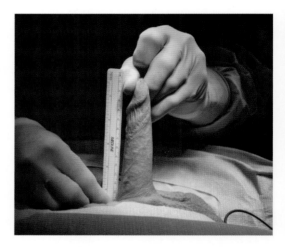

图 6.24　阴茎长度的测量是拉长阴茎从基底部到龟头背侧。

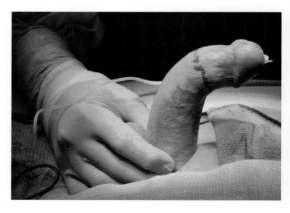

图 6.25　用 21 号蝶形针通过阴茎头向海绵体内注射 60mg 罂粟碱可诱导勃起，这样能展示阴茎的弯曲。

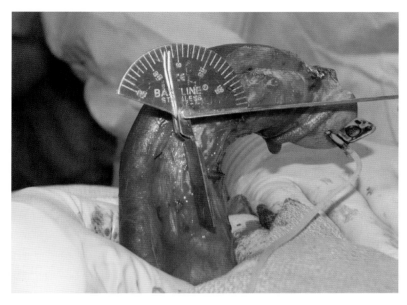

图 6.26　采用环形切除使阴茎脱套。采用测角仪测量阴茎弯曲角度。

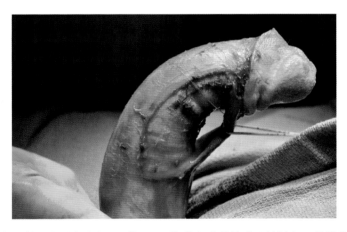

图 6.27　通过在尿道侧面做两个平行的切口，使 Buck 筋膜在畸形最明显处掀起。静脉的旋支在线结之间被分开。为了避免损伤背侧的血管神经结构，在此过程中使用放大镜和双极电凝。通过背侧路径（通过背深静脉床）分离血管神经束也是一种方法，但是不能充分暴露腹外侧，特别是存在明显的侧面或腹外侧缩进或沙漏畸形。因此，我们更愿采用双面腹侧尿道嵴切除。使用记号笔画出最关键部分，之后切除时要格外注意避免损伤下面的海绵体组织。拐角处采用辐射状切开处理，这样能避免瘢痕挛缩并纠正缩进畸形。

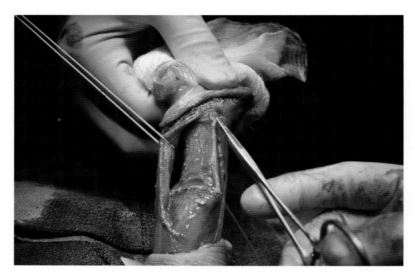

图 6.28 用 4-0 polydiaxanone 线在白膜缺损处的四角缝合,并在两个横向方面的中点缝合。

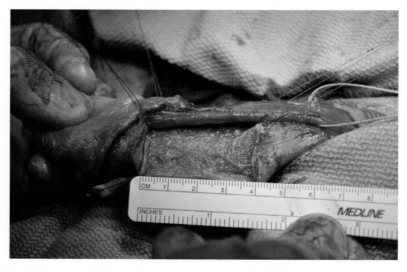

图 6.29 在完全伸展状态下测量白膜缺损处两角间距离。当横向测量时,测量是从一侧角到中心加强缝合处的距离,然后是加强缝合处到对侧角的距离。不要惊讶于缺损的大小,我们通常放置(4~6cm)×(5~7cm)的移植物。经过 Tutoplast™(Coloplast Corporation,Minnerapolis,MN,USA)处理的人心包膜移植物在抗生素溶液或盐水中浸泡 20 分钟。由于移植物不易收缩,根据测量出的大小对它进行修剪。

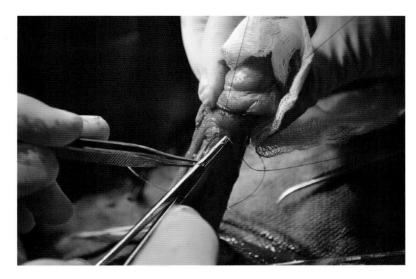

图 6.30　使用 4-0 polydiaxanone 缝线进行连续缝合，以确保移植物和自身白膜在四边都能贴合。为了再造隔膜用 2~3 根 4-0 polydiaxanone 缝线间断缝合于移植物中线。

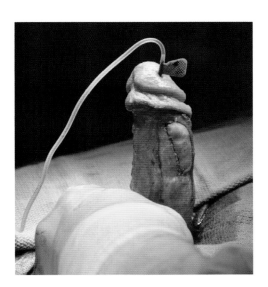

图 6.31　通过蝶形针注射生理盐水诱导人工勃起。

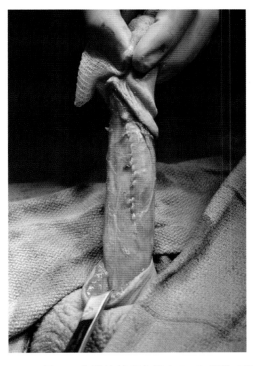

图 6.32　用 4-0 铬线连续双向缝合 Buck 筋膜，再用 4-0 铬线采用间断水平褥式缝合冠状沟下方周围皮肤。用 20mL 0.25% 丁哌卡因环形阻滞阴茎。若术前存在包茎，对那些未割包皮的患者推荐行环切术。包扎采用 Xeroform™ 凡士林纱布（Covidien AG，Mansfield，MA，USA）围绕龟头伤口周围，使用 3M™ Coban™ 自粘绷带（3M，St.Paul，MN，USA）从远端到近端包扎，从而达到保持轻度施压的效果。

重点提示

术前准确评价弯曲程度和勃起功能尤为重要。让患者有合理的术后预期也同样重要。

弯曲角度<60°通常能采用 Nesbit 法纠正。对于弯曲>60°且勃起功能良好者需要一些移植物。对于勃起功能障碍或明显的中段畸形者,阴茎假体是最佳选择。

（侯瑞鹏　冯起庆 译　杨长海 校）

参考文献

1 Del Carlo M, Cole AA, Levine LA. Differential calcium-independent regulation of matrix metalloproteinases and tissue inhibitors of matrix metalloproteinases by interleukin-1beta and transforming growth factor-beta in Peyronie's plaque fibroblasts. J Urol 2008;179:2447–55.

2 Taylor FL, Levine LA. Non-surgical therapy of Peyronie's disease. Asian J Androl 2008;10:79–87.

3 Ohebshalom M, Mulhall J, Guhring P, Parker M. Measurement of penile curvature in Peyronie's disease patients: comparison of three methods. J Sex Med 2007;4:199–203.

4 Levine LA, Lenting EL. Experience with a surgical algorithm for Peyronie's disease. J Urol 1997;158:2149–52.

5 Ralph DJ. The surgical treatment of Peyronie's disease. European Urology 2006;50:196–8.

6 Greenfield JM, Lucas S, Levine LA. Factors affecting the loss of length associated with tunical albuginea plication for correction of penile curvature. J Urol 2006;175:238–41.

7 Levine LA, Newell MM, Taylor FL. Penile traction therapy for the treatment of Peyronie's disease: A single-center pilot study. J Sex Med 2008;5:1468–73.

8 Moncada-Iribarren I, Jara J, Martinez-Salamanca JI, et al. Managing penile shortening after disease surgery. J Urol 2007;177(Suppl 4):253,750A.

9 Knoll LD. Use of small intestinal submucosa graft for the surgical management of Peyronie's disease. J Urol 2007;178:2474–8.

10 Lue TF, El-Sakka AI. Venous patch graft for Peyronie's disease. Part I: Technique. J Urol 1998;160:2047–9.

11 Taylor FL, Levine LA. Surgical correction of Peyronie's disease via tunica albuginea plication or partial plaque excision with pericardial graft: Long-term follow up. J Sex Med 2008;5:2221–8.

第 7 章

勃起功能障碍手术

Majid Shabbir[1], Asif Muneer[2], Suks Minhas[2]

[1] Guy's Hospital, London, UK
[2] University College London Hospitals, London, UK

引言

勃起功能障碍(ED)对性生活质量有重要影响。临床上,磷酸二酯酶(PDE-5)抑制剂,如西地那非、他达拉非对 ED 和伐地那非具有很好的疗效,并改变了公众对 ED 的理解。虽然 PDE-5 抑制剂提供了一个成功的一线疗法 , 但是药物对顽固性 ED 的治疗仍没有明显改善。作为二线疗法,在尿道内或海绵体内应用前列腺素,对部分 PDE-5 抑制剂无效的患者或禁忌的患者有效。最后,对于那些需要最小侵入性治疗的患者来说,真空装置可作为一种选择。当以上方法全部无效时,外科植入阴茎假体可以提供一个可靠、有效的方法来恢复性功能。阴茎假体的成功效果取决于专业的外科技术和使患者接受合理的预期。

临床特征

阴茎假体移植对于终末期 ED 是一种外科疗法,并需要术前咨询以了解患者的期望。导致终末期 ED 常见原因包括糖尿病、阴茎硬结症、持续的阴茎异常勃起以及盆腔大手术后(例如根治性前列腺切除术)。矫正阴茎硬结症术后可形成新的勃起功能障碍 (表 7.1)。10%折叠缩短术和 20%~50%的移植术后可出现勃起功能障碍。

因此, 对于同时存在阴茎硬结症和勃起功能障碍的患者, 评估术前对磷酸二酯酶 -5 抑制剂或海绵体内注射前列腺素的反应十分重要。应给那些对药物治疗疗效差的患者提供阴茎假体, 这样能同时治疗阴茎弯曲和勃起功能障碍。

手术治疗

阴茎假体分为三类:半刚性锻棒,两件套液压阴茎假体和三件套液压阴茎假体(表 7.2)。最常用的植入物是由美国医疗系统(AMS; Minnetonka, MN,USA)和康乐保 (Minneapolis, MN, USA)制造的。

半刚性锻棒

这是对于患者使用和医生植入最容易的移植物,机械故障风险低(0.5%)。由于该装置始终保持同样硬度, 很容易教会患者扳直阴

表 7.1 阴茎假体手术适应证

难治性勃起功能障碍
对替代疗法不能接受和(或)不满意
难治性缺血性阴茎异常勃起
阴茎硬结症伴发勃起功能障碍

67

表 7.2　阴茎植入物类型

半刚性锻棒	Coloplast Genesis™
	AMS Spectra™
两件套液压阴茎假体	AMS Ambicor®
三件套液压阴茎假体	AMS 700™ MS Series-CX,
	CXR, LGX
	Coloplast OTR Series-Titan®,
	Narrow base
	(此前称为 Mentor Alpha)
	Coloplast Titan® Zero Degre

茎性交和扳向下方排尿。

目前使用的两大类可伸展性假体是 AMS Spectra™ 和 Coloplast Genesis™ 装置。假体套装包括由带关节聚合物构成的可伸展部分和金属部件，还有通过中心部分连接两边弹簧的缆绳。外表面是覆盖一层硅的 Gore-Tex®。直径有 9.5mm、12mm 和 14mm，长度有 12cm、16cm 和 20cm。移植物通过使用附加的背侧顶端的膨胀器能增加 0.5~7.5cm 的额外长度。

Genesis™ 公司的植入物由硅制成，具有金属轴心和亲水涂层，这样移植物在移植前就能吸收浸泡的抗生素。它是一个 9.5mm(直径)×23cm（长度）、11mm×25cm 或 13mm×27cm 的圆柱状物体。然后这些植入物被切割成合适的大小，每个附加一个后端填充剂，这样就能额外延长 2cm。这个装置不但可靠，而且易于插入且具有足够的硬度。

两件套液压阴茎假体

AMS Ambicor®包括预连接到活化泵上的成对圆柱，活化泵放置在阴囊肉膜形成的袋中。该装置不具备独立的水囊，为了给阴茎提供硬度，泵活化时从末端的水囊里转移出预充的液体到远端的圆柱内。对于那些骨盆外伤、下腹部大范围手术或肾移植患者，不需要腹腔内水囊是一个优势。Ambicor®装置适用于初始阴茎尺寸良好的患者，直径为

12.5mm、14mm 和 15.5mm。

三件套液压阴茎假体

该装置包括带有阴囊内激活/失活泵的成对圆柱体和独立的水囊，该水囊位于耻骨后。尽管通过循环使用泵可获得坚挺和松弛，但由于技术的复杂性，三件装置更容易出现机械故障和感染，插入时需要更长、更痛苦的过程。

有大量不同的三件套液压阴茎假体供选用。AMS 700™ 可作为标准的 CX 装置，允许周长扩大；LGX 装置，长度、周长均能扩大；CXR 装置，能够扩大周长，直径只能小幅扩大（9.5 mm），用于具有大范围阴茎纤维化的个别患者（例如阴茎异常勃起后或移植感染后）。所用装置都具有"瞬时挤压泵"，它能够一键排空并能锁住瓣膜，防止自动膨胀。AMS 植入物具有三层结构，呈现三明治状，在两个硅涂层圆柱体之间，由 Dacron® 和 Lycra® 构成的中央编织物圆柱体。在标准的 CX 和 CXR 装置，中央圆柱体的编织是单向的，而在 LGX 却是双向的，后者的长度和周长均能扩大。为了提高耐用性所有圆柱体均涂有微量的 Parylene™。从 21 世纪开始后的 10 年间，AMS 的植入物采用 Inhibizone(一种利福平和米诺环素的复合物)浸泡，能降低感染风险。AMS CX 和 LGX 装置直径扩大可达 11mm，长度在 12cm、15cm、18cm 和 21cm 之间。CXR 长度可达到 12~18cm。附加的后端填充剂可额外增加 0.5~7.5cm。

Coloplast Titan®三件套液压阴茎假体有标准和窄基底两种选择，最近发明的装置叫做 Titan Zero® Degree(图 7.1)。标准的 Titan®圆柱体可供长度为 14~22cm(增量为 2cm)。窄基底的圆柱可供长度为 10~18cm(增量也是 2cm)。以上两种均具有一键式控制泵，能够更快更容易排空。Coloplast 装置上的关闭阀门附在水囊上，能有效地防止二次自动膨胀引发的腹内压增加。该装置由坚固的 Bioflex™ 制成，只能增加周长。过去的 10 年间，这些装置外面有亲水

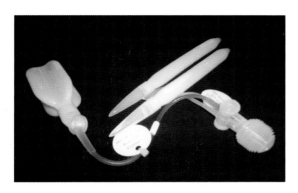

图 7.1　Titan® Zero Degree 膨胀植入物。与现有的 Coloplast Titan®相比，近端管道零度角使其更容易放置。

涂层，这样就能吸收它们所浸泡的任何抗生素。近年来，关于不同抗生素浸泡液优点的文章大量发表，对于普通组织和感染的阴茎植入物来说，联用利福平和庆大霉素，更有性价比的组合是甲氧苄啶和磺胺甲恶唑，显示了与 Inhibizone 假体相同的效果。

患者准备

　　ED 患者通常具有较高的糖尿病患病率，应该确保他们术前身体状况已达到最佳状态。为了使感染风险降到最低，在术前、围术期和术后，这些患者都应该很好地控制血糖。目前报道的糖尿病患者的发病率为 4%~10%。术前应检测糖化血红蛋白水平，大于等于 70~75mmol/moL（8.5%~9%）需要糖尿病专科医生干预。术前所有患者必须做到尿中无菌，无局部皮肤感染，排除定植高危病菌如抗甲氧西林金黄色葡萄球菌。

　　患者需在手术室进行术野备皮。因为聚维酮碘对于通常存在于生殖器的革兰阳性和革兰阴性细菌具有广谱抗菌作用，术野需要用碘伏类如聚维酮碘擦拭 10 分钟（图 7.2）。然后准备术野，再用聚维酮碘，在我们操作中在铺单前最终再用氯己定乙醇消毒。切开前要保证乙醇挥发。所有患者在诱导麻醉时要预防性应用静脉抗生素，以确保切开前在循环中达到足够的抗生素水平。药物必须覆盖革兰阳性和革兰阴性细菌，对于青霉素过敏的患者应用复方阿莫西林克拉维酸和庆大霉素，或克林霉素和庆大霉素等。为了在术中易于分辨尿道，所有患者在手术台上插入尿管，尿管用聚维酮碘浸泡的海绵擦拭，以尽量降低感染风险。

手术室装备

　　手术需要尽可能在正压通风或层流手术

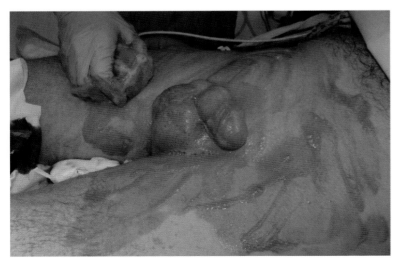

图 7.2　患者需术野备皮，采用聚维酮碘消毒 10 分钟。

室进行。在进行植入物手术时为限制微生物水平,尽可能不在手术室内走动。门应上锁,防止无关人员进入,并以信号提示路过者:正在进行假体手术。手术室中操作人员需佩戴外科口罩盖住口鼻。参加手术人员应服从安排,以确保移植后不发生感染。

专业设备

Metal Scott 拉钩对于阴囊小切口提供最大限度的暴露。术中可使用一系列扩张器,其中每一种都各具优点。尺寸为 8~14mm 的 Metal Hegar 扩张器在多数病例已足够 (图 7.3)。对腹部较胖患者,呈橄榄尖状顶端的金属 Brooks 扩张器更好用,因为对于那些明显超重的患者,它的成角度手柄更容易行远端海绵体扩张(图 7.4)。Rossello 扩张器用于明显海绵体纤维化患者,它的逆行齿起到锉的作用,从而磨掉瘢痕组织。推荐术中使用这三种扩张器,以便应对术中意外情况。如果盲插水囊可采用长的鼻窥器观察。

手术风险

感染

阴茎假体植入术后感染罕见,长期随访发病率接近 1%~2.5%。感染高发见于糖尿病、脊髓损伤、激素治疗和再次手术的患者。它的

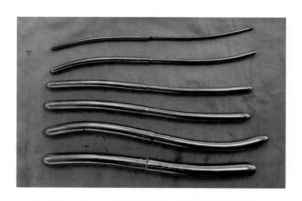

图 7.3 Hegar 扩张器可用于连续扩张海绵体。

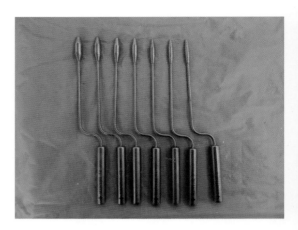

图 7.4 镶嵌橄榄状顶端的 Brooks 扩张器用于肥胖患者。

表现通常为局部症状如发红、脓性渗出伴或不伴伤口裂开。偶尔可能表现更轻微,但如果出现与局部表现不符的阴茎阴囊疼痛或出现全身症状时应怀疑有感染的可能。当假体出现部分感染,同时假设其余部分也被感染,那么应准备立即去除。

机械故障和自动膨胀

最常见的机械故障是管道和连接点的磨损,导致系统中液体渗漏。这种情况下泵的表现就是不能回缩挤压。

植入物腐蚀

圆柱末端的腐蚀是少见的。出现植入物腐蚀可能是由于假体的扩张,或是过度末端膨胀导致海绵体末端穿孔所致。感染或阴茎异常勃起的远端分流术也可导致植入物腐蚀。

SST 畸形

"疲软"的龟头或超音速倾斜畸形(Supersonic tilt, SST)指的是移植物置入后海绵体顶端的龟头没有充分挺起。这是由于一些因素引起的,在修理之前要弄清原因。尽管典型表现是单向倾斜,需要采用超声或磁共振观察膨胀的植入物排除潜在的脚后穿孔。海绵体

远端的是否存在不充分勃起是可见的。

手术效果

阴茎假体手术是对于药物治疗无效的勃起功能障碍的一种终末阶段的手术选择。在大样本中心,患者和伴侣的满意率超过 85%,感染率低于 2%。对于大范围的阴茎硬结症和勃起功能障碍患者,植入阴茎假体不但能矫正畸形,而且能确保阴茎有足够的硬度来完成性交。

手术方法

手术入路

可采用一系列手术入路。对于有伸展性并可膨胀的植入物来说,阴茎阴囊切口提供了理想的入路。由于三件套装置采用耻骨下切口,若患者存在瘢痕体质可联用脱套切口。

为放置可伸展假体,可采用冠状沟下方或阴茎腹侧切口。前者更适合 AMS Spectra™ 装置的置入,当通过阴茎阴囊切口或阴茎腹侧切口时,则需要更长的阴茎假体。

插入阴茎假体

参见图 7.5、7.6、7.7、7.8、7.9、7.10、7.11、7.12、7.13、7.14、7.15、7.16、7.17、7.18、7.19、7.20、7.21、7.22、7.23、7.24、7.25、7.26、7.27、7.28、7.29。

术中问题解答

在植入手术中可能遇到一系列问题。尽管总的风险很低,但对于明显的海绵体纤维化患者风险较高,对于这些患者在海绵体扩张时应格外小心。早期术中发现才能为纠正提供最佳机会,并能减少随后感染和矫正的风险。

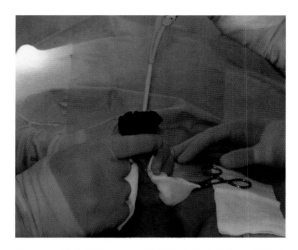

图 7.5　插入尿管。应用浸透聚维酮碘的纱布擦拭尿管。

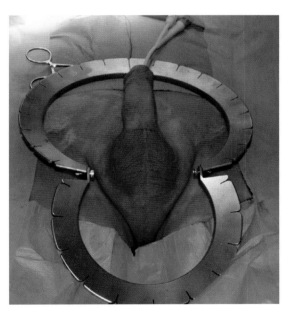

图 7.6　在阴茎阴囊下方 1cm 处标记出阴茎阴囊切口位置。摆放好 Scott 拉钩。

尿道穿孔

术中发现尿道口出血或是扩张海绵体后在体内冲洗时尿道口流出抗生素冲洗液通常会提示远端尿道穿孔。关键是定位穿孔位置,采用合适的 4-0 或 5-0 可吸收的 polyglactin

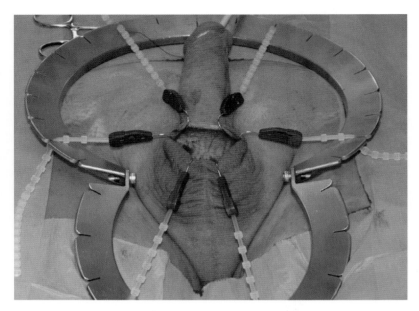

图 7.7　皮下组织被切开。Scott 拉钩上面的牵引钩帮助拉开肉膜和皮下组织。

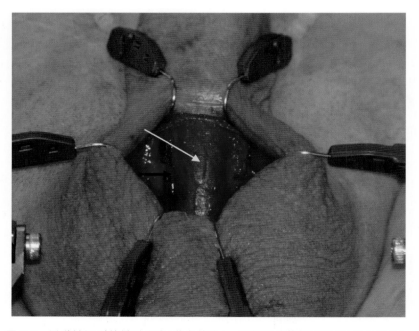

图 7.8　尿道被识别并暴露出来(黄色箭头)。双侧海绵体暴露出来(黑色箭头)。

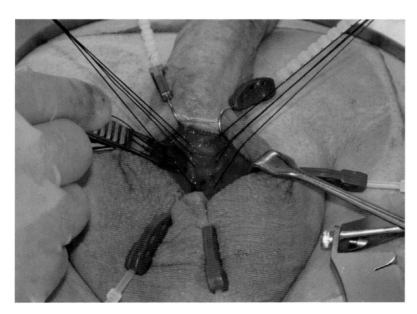

图 7.9　与尿道平行左侧海绵体白膜位置用 0 号 polyglactin 线缝合,线被镊子拉向内侧。圆柱体植入后,线可以捆绑到阴茎假体。

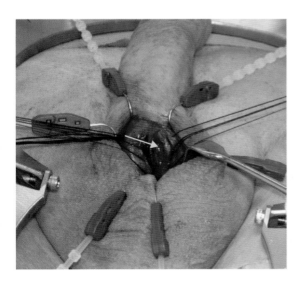

图 7.10　使用手术刀或单纯电切在保留的缝线之间进行假体植入(黄色箭头)。在右侧海绵体处重复同样方法。如果植入三件套装置,阴茎假体在海绵体的位置应该很低,以便在低位放置圆柱形的排出管。

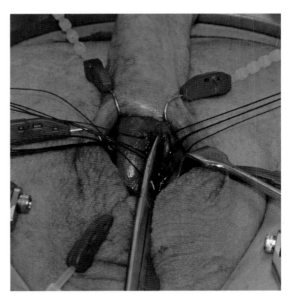

图 7.11　可以先用 Metzenbaum 剪刀扩大海绵体。剪刀应指向侧面以免误伤尿道。剪刀轻柔地进行开合扩张,撤出后在海绵体内形成一个通道。

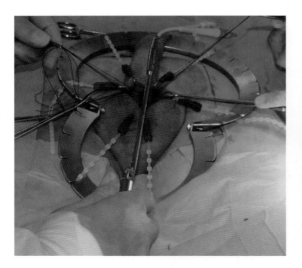

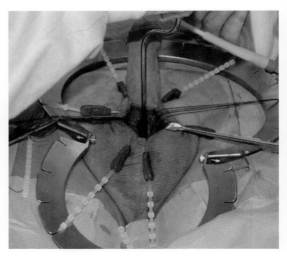

图 7.12 　应用 Brooks 扩张器进行连续扩张。亦可选择 Hegar 扩张器替代。持续扩张直至达到假体直径的规格（即，直径 11mm 的假体需要 12mm Brooks）。扩张过程中扩张器直接在侧面扩张。

图 7.13 　然后对近端的海绵体进行连续双侧扩张。轻柔扩张直到顶端达到耻骨，即说明达到近端界限。

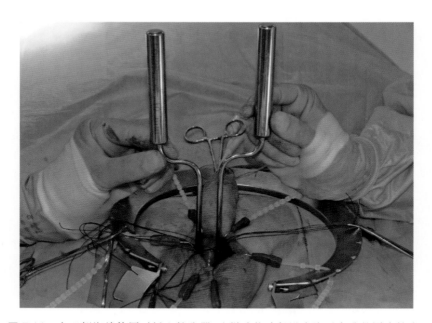

图 7.14 　在双侧海绵体同时插入扩张器，这样才能确保没有脚后穿孔的同步扩张。

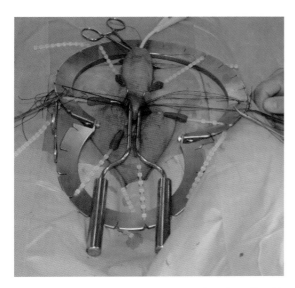

图 7.15　检查远端扩张,确保没有无意识交叉并且扩张是相同的。

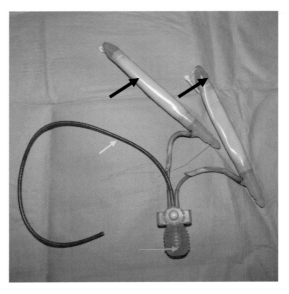

图 7.17　图中所示为 AMS 700CX™,可看到圆柱体(黑色箭头)、瞬时挤压泵(红色箭头)和排出管(黄色箭头)。

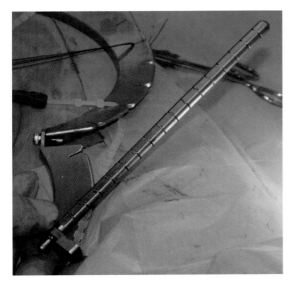

图 7.16　用 Furlow 测量仪来测量远近端海绵体长度。它能够精确测量需植入的圆柱体长度。

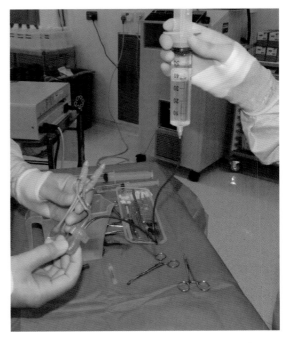

图 7.18　空气从植入圆柱体的管道排出。等渗的生理盐水充入泵和圆柱体中,通过挤压 MS 泵来排出过多的气泡。植入物被排空,用橡胶连接管将管路连通。

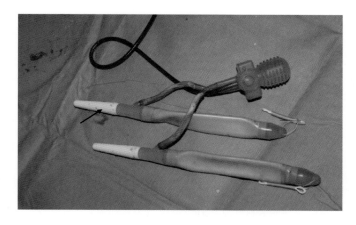

图 7.19 根据所测海绵体,把后端填充剂(黑色箭头)放置于圆柱顶端以匹配用 Furlow 测量仪测得的海绵体尺寸。用针将预置缝线(红色箭头)缠绕在 Furlow 测量仪上,辅助定位龟头下方的圆柱顶端。

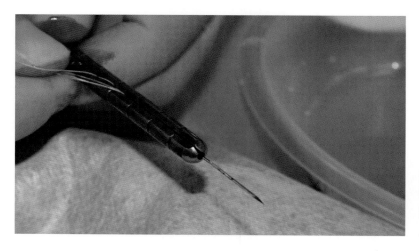

图 7.20 闪电针作为辅助工具帮助缝线从圆柱体顶端穿过针眼。然后安装到 Furlow 测量仪上。

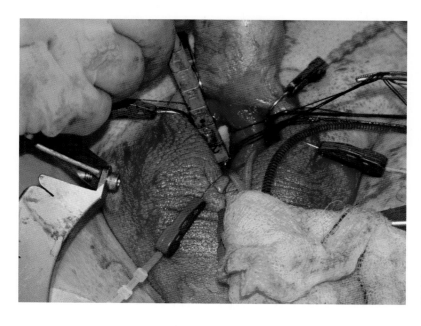

图 7.21 圆柱体近端放进近端阴茎脚,并且轻轻向下推。

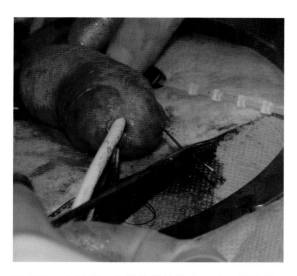

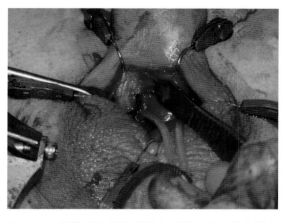

图 7.23 假体两边保留的线向对侧打结。盖在排出管表面的覆盖物也被移除。

图 7.22 在远端一个推进器被插入 Furlow 测量仪，针向前穿过龟头中远侧。圆柱体顶端的缝线被向前推以确保圆柱体填充进整个海绵体。在关闭假体之前，通过向附属管内注入 60mL 生理盐水使圆柱体膨胀起来，并挤压 MS 泵以确保圆柱体膨胀不超过假体。

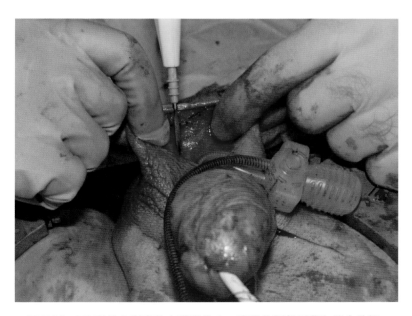

图 7.24 MS 泵插入阴囊的肉膜囊袋中。囊袋的颈部用荷包缝合关闭。

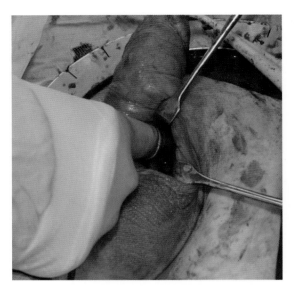

图 7.25　通过尿管排空膀胱。通过先识别腹股沟管外环和耻骨结节把水囊盲插入。若有盆腔手术史（如根治性前列腺切除术），直视下把水囊插入 Retzius 间隙更加安全。将解剖剪刀插入精索内侧并穿过腹横筋膜。

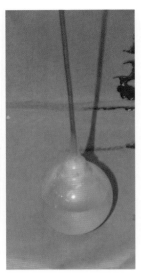

图 7.27　先通过浅环将空气抽出，然后向水囊注满生理盐水。

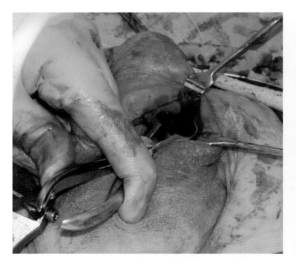

图 7.26　把鼻窥器插入 Retzius 间隙。将水囊插入耻骨后空隙并根据水囊大小注入 65mL 或 100mL 盐水。

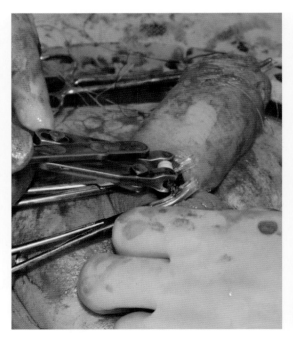

图 7.28　使用连接元件连接泵上的管道和水囊。

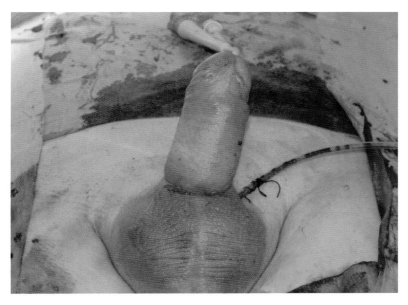

图 7.29　留置引流管。逐层关闭肉膜。采用 polyglactin 缝线间断缝合皮肤。

线修补尿道。海绵体需再次用抗生素溶液冲洗，把伤口当作污染伤口对待。若手术开始不久便出现穿孔，最安全的选择就是放弃手术。若穿孔位置不确定应保留尿管 2 周。拔出尿管前应行尿道造影以确定尿道完全愈合。

圆柱体交叉

圆柱体交叉的情况也许术中未发现，但应用扩张器检查远端海绵体位置时可被发现。本来应该并排平行位于龟头下方两边位置的扩张器，这时发现扩张器越过中线位于对侧海绵体顶端。这种情况术后会表现出异常：扭曲或倾斜的阴茎和假体，或是一侧远端触不到假体。若术中发现，在正常扩张海绵体的远端需放置一个扩张器，对侧海绵体需再次扩张。在观察迟发表现时可借助 MRI 发现交叉（图 7.30）。

后脚穿孔

该并发症易在术中发现。在近端海绵体扩张时突然失去阻力提示阴茎脚部穿孔。当扩张器可以同时放在两侧的最近端可确定出

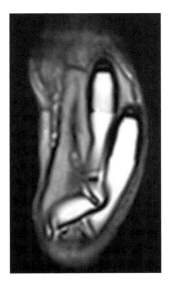

图 7.30　术后发现的圆柱体交叉的阴茎磁共振（MRI）表现。

现脚部穿孔。穿孔一侧立刻出现明显的偏差。若插入的是可伸展的假体，可用 0 号 PDS™ 缝线关闭时单纯将圆柱体缝合到白膜上以避免移位。为了让损伤愈合，术后 4 周内患者应避免扳动该装置，假体周围应有宽松的包扎。

若插入的是可膨胀的假体，那么将 Dacron® 或 Gore-Tex® sock 护套置于假体后部。该装置可缝合于白膜上以固定圆柱体。也可以采用"系紧缝合"穿过背侧膨胀器的顶端缝合到假体的边缘。圆柱体膨胀起来使得远端保持张力，然后缝线打结。包扎在背侧顶端的膨胀器周围。这种术式的优点在于避免使用 Dacron®，避免了继发感染风险。若发生后脚穿孔，建议患者3 个月内不要使用假体性交。

疑难病例的外科技巧

广泛的海绵体纤维化

仅次于阴茎异常勃起或既往植入物感染，广泛纤维化是导致海绵体瘢痕的第二位原因，而海绵体瘢痕会导致勃起困难。借助 Rosello 扩张器，可通过额外多倍假体建立通道。狭窄的圆柱体如 Coloplast Titan® base 或 AMS CXR 能被插入到有限的空间中。随着时间延长这些扩展的空间可作为后来更换为大号的圆柱体。在一些病例中若扩张建立的用来关闭假体的空间不够大，应采用额外的移植物来覆盖植入物。为了能够成功，从 Gore-Tex® 和 Tutoplast® 到自体肌肉筋膜都被用来作为移植物。

对于长时间局部缺血的阴茎异常勃起患者，可选择在显著的纤维化之前（数天或数周），早期插入阴茎假体。这种术式具有以下优点：治疗顽固的阴茎异常勃起并阻止继发于明确纤维化的阴茎长度和周长的损失。当进行急性期手术时，海绵体扩张相对容易（图 7.31、7.32、7.33 和 7.34）。

阴茎硬结症

可伸展和可膨胀的植入物在治疗阴茎硬结症相关的勃起功能障碍中发挥重要作用，该病应用磷酸二酯酶 -5 抑制剂效果不佳。主要根据患者愿望选择合适的装置。对于弯曲角度超过 30°的患者，联合插入可膨胀假体和阴茎建模（图 7.35）。其中包括插入并充分加压阴茎假体，在手动扳动阴茎以纠正残留的

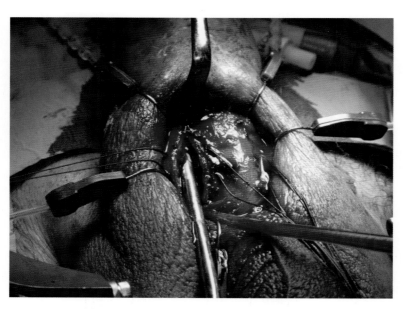

图 7.31 一例勃起 72 小时的顽固的局部缺血的阴茎异常勃起患者进行海绵体扩张。与可膨胀的植入物相比，手柄进行假体植入时可轻度抬高。尽管有平滑肌坏死，扩张还是相对直接的。

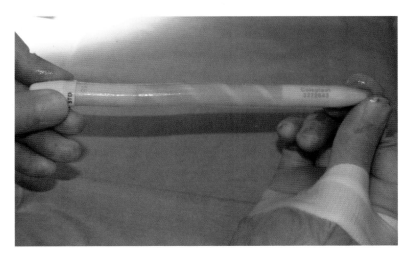

图 7.32　采用标准背侧顶端扩张器来应用 Genesis™ 可伸展假体。

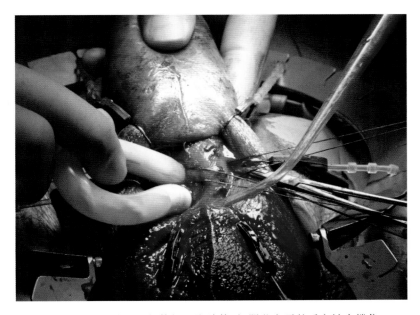

图 7.33　当可伸展的假体插入海绵体时,阴茎主干的后方被支撑住。

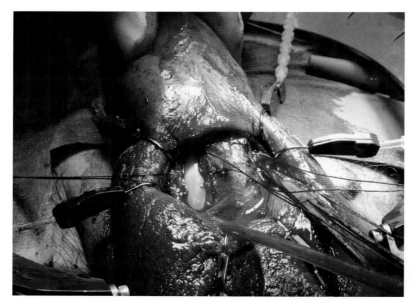

图 7.34 可伸展植入物插入并就位。采用 0 号 polyglactin 线连续缝合,关闭假体。

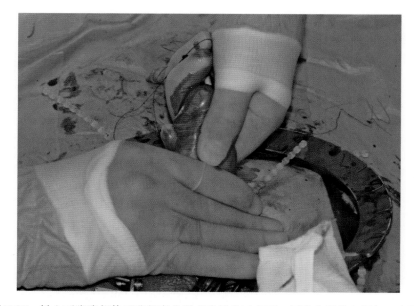

图 7.35 插入可膨胀假体后背侧弯曲阴茎建模的示范图。尿道和假体必须加以支撑。

弯曲之前, 在圆柱体的出口管道放置端部加套夹子以阻止过高的反压作用于泵。阴茎保持弯曲约 90 秒,但不能向背侧弯曲,以防造成尿道破裂。

如果建模不成功,仍能采用白膜缩短折叠术或移植术获得伸直的阴茎。小角度的残留弯曲小于 20° 不需要手术矫正,可通过单纯循环使用可膨胀装置 6 个月以上得到改善。

随后的研究报道了可膨胀植入物发生障

碍风险升高与建模相关。据 DiBlasio 等报道，33% 阴茎硬结症患者植入物的机械故障率与建模相关，而没有阴茎硬结症或建模的患者发病率仅为 4%。

备选方案是硬结切除，或部分切除，通过切开的白膜移植插入可伸展阴茎假体。这种术式可达到完全伸直阴茎并恢复阴茎硬结症导致的阴茎长度的缩短。

术后并发症处理

植入物感染

不能及时取出感染假体可增加植入物的侵蚀的风险，圆柱体侵蚀海绵体顶端或泵侵蚀穿透阴囊。在可疑病例中采用阴茎的 MRI T2 加权扫描，可显示植入物周围有液体环绕（图 7.36 和 7.37）。

术前应用拭子取样确保应用敏感抗生素。假体取出后应像 Mulcahy 所描述的，执行严格的清洗（表 7.3）。采用七种抗生素溶液，

进行压力冲洗以清除定殖的细菌和菌膜。对于一些经过选择的病例，可以联合应用即刻补救性重新植入新的假体。即刻重新插入应避免用在以下患者：糖尿病控制不佳，有即将出现侵蚀或严重感染的征兆（皮肤坏死或全身状态不佳）。在出现异常耐药菌（如甲氧西林耐药金黄色葡萄球菌）时也应该避免即刻重新插入。若使用得当，即刻重新插入具有 82% 的长期成功率，并能避免重新插入到致密的瘢痕化和纤维化的海绵体中。补救治疗后患者应继续口服抗生素 4 周。如果不能进行即刻重新插入，需采用同样的冲洗步骤，但应在阴茎阴囊和腹部伤口放置波纹引流管，这样才能确保在术后早期充分引流受感染的渗出液。延期重新插入应至少在 6 个月后，并告知患者由于随后出现的纤维化过程可能有阴茎变短、变细。

机械故障

在这种情况下，管道会显露出来，应检测是否泄漏。若有泄漏证据，那么假体的相关部

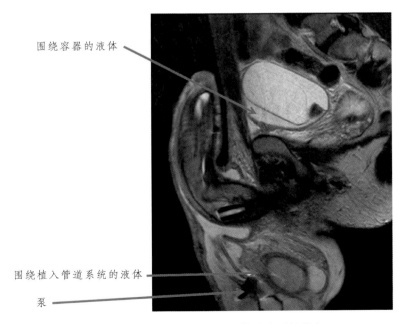

围绕容器的液体

围绕植入管道系统的液体

泵

图 7.36 T2 加权 MRI 显示阴茎假体感染时的特点。

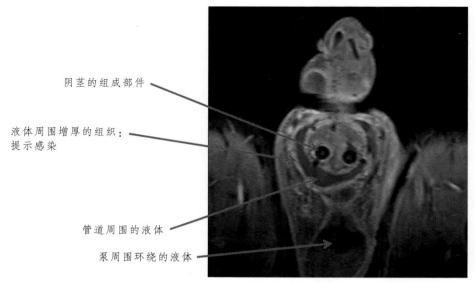

阴茎的组成部件

液体周围增厚的组织：
提示感染

管道周围的液体

泵周围环绕的液体

图 7.37　T1 冠状面 MRI 扫描显示特征符合植入物感染。

表 7.3　Mulcahy 补救方法
1.抗生素溶液
2.半浓度过氧化氢
3.半浓度聚维酮碘溶液
4.采用含有 1g 万古霉素和 80mg 庆大霉素的溶液加压冲洗
5.半浓度聚维酮碘溶液
6.半浓度过氧化氢
7.抗生素溶液

件就应该更换。通常泄漏位于圆柱体和泵之间。若无法检测到泄漏，则将泵取出检测。如果查出泵自身出现问题，则更换新泵。如果假体接近它的预期寿命，最好更换整个装置。

自动膨胀是由于系统中液体过多、闭合瓣失灵或容器压力升高所致。可将通向容器的管道隔离开，然后评估容器的容积和反压。这些将决定容器是否需要重新放置或更换，或者是否需要行囊切开。

圆柱体尺寸不合适可导致"S 形"畸形进而导致植入物功能失常。在这种情况下最好移除植入物并缩小圆柱体(图 7.38)。

处理植入物侵蚀

对于远端侵蚀，可采用半圆形冠状沟下方切口来暴露受侵蚀一侧的海绵体顶端。随后移开圆柱体顶端，用 polydiaxanone 缝线关闭被侵蚀的白膜缺损。然后将圆柱体复位，逐

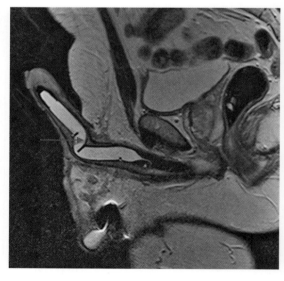

图 7.38　MRI 显示由于植入物尺寸不合适导致的圆柱体"S 形"畸形。

层关闭白膜、肉膜和皮肤。

对于外侧侵蚀,必须把侵蚀的圆柱体改变方向放回原来的位置。这意味着需要暴露圆柱体,通常要依据侵蚀程度通过腹侧的纵行切口或半圆形冠状沟下方切口。圆柱体囊的后方采用电刀切开,采用解剖剪刀和扩张器建立一个新的通道。然后将圆柱体沿新的管道放置于新位置,关闭旧的被膜并两层覆盖海绵体,以防止进一步侵蚀。

SST 畸形手术

如果远端海绵体的扩张不充分,应重新扩张并加大圆柱体尺寸。若影像检查未发现任何异常,而 SST 畸形又让患者担心,或者引起伴侣的不适,可进行龟头固定术。这包括龟头下方行半圆形切口,随后由海绵体顶部朝向骶骨尖方向,从海绵体上部分离龟头顶部,要避免损伤血管神经束。完成以上步骤后,龟头顶部可重新置于海绵体顶端,采用双股的 4-0 polydiaxanone 缝线将龟头下方连于海绵体顶端,在龟头下方和海绵体顶端之间,两侧均采用双股的 polydiaxanone 缝线固定。

术后护理

采用可膨胀假体的患者住院期间假体在夜间需要进行部分膨胀。那些采用可伸展假体的患者当天即可出院。对于采用可膨胀装置的患者,次日早晨去掉敷料,出院前拔除尿管并保持该装置的空虚状态。术后 2 周进行患者随访评估,并指导患者使用该装置。术后 6 周开始性生活前再次进行回访。采用可伸展装置的患者术后 3~6 周进行回访,进行评估并指导使用该装置,此后在重新开始性活动之前进行最后一次检查。

结论

阴茎假体经历了时间的检验,对于治疗以下的严重疾病提供了安全、可靠的治疗方法:如难治性缺血性阴茎异常勃起、阴茎硬结症相关的 ED 及难治性 ED。在具有大宗病例数的中心开展手术使得该项技术得到迅速发展,能够应付各种特殊情况并获得最佳疗效。通过专业的专家团队护理从而进行术后评估,为早期发现和处理任何并发症提供理想的方法。为了有效地满足患者的要求,仔细的术前咨询并与患者共同选择合适类型的假体非常重要,这样才能达到最高的满意度。

(侯瑞鹏 冯起庆 译 刘大振 校)

延伸阅读

Carson CC 3rd. Efficacy of antibiotic impregnation of inflatable penile prostheses in decreasing infection in original implants. J Urol 2004;171(4):1611–4.

Carson CC, Mulcahy JJ, Govier FE. Efficacy, safety and patient satisfaction outcomes of the AMS 700CX inflatable penile prosthesis: Results of a long-term multicenter study. AMS 700CX Study Group. J Urol 2000;164(2):376–80.

Carson CC 3rd, Mulcahy JJ, Harsch MR. Long-term infection outcomes after original antibiotic impregnated inflatable penile prosthesis implants: up to 7.7 years of followup. J Urol 2011;185(2):614–8.

Dhabuwala C, Sheth S, Zamzow B. Infection rates of rifampin/gentamicin-coated Titan Coloplast penile implants: Comparison with Inhibizone-impregnated AMS penile implants. J Sex Med 2011;8(1):315–20.

Dhar NB, Angermeier KW, Montague DK. Long-term mechanical reliability of AMS 700CX/CXM inflatable penile prosthesis. J Urol 2006;176(6 Pt 1):2599–601.

DiBlasio CJ, Kurta JM, Botta S, Malcolm JB, Wan JY, Derweesh IH, et al. Peyronie's disease compromises the durability and component-malfunction rates in patients implanted with an inflatable penile prosthesis. BJU Int 2010;106(5):691–4.

Flores S, Choi J, Alex B, Mulhall JP. Erectile dysfunction after plaque incision and grafting: Short-term assessment of incidence and predictors. J Sex Med 2011;8(7):2031–7.

Garaffa G, Minervini A, Christopher NA, Minhas S, Ralph DJ.The management of residual curvature after penile prosthesis implantation in men with Peyronie's disease. BJU Int 2011;108(7):1152–6.

Gorbatiy V, Westney OL, Romero C, Wang R. Outcomes of simultaneous placement of an inflatable penile prosthesis and a male urethral sling through a single perineal incision. J Sex Med 2010;7(2 Pt 1):832–8.

Kendirci M, Gupta S, Shaw K, Morey A, Jones L, Hakim L, et al. Synchronous prosthetic implantation through a transscrotal incision: an outcome analysis. J Urol 2006;175(6):2218–22.

Kim DS, Yang KM, Chung HJ, Choi HM, Choi YD, Choi HK.

AMS 700CX/CXM inflatable penile prosthesis has high mechanical reliability at long-term follow-up. J Sex Med 2010;7(7):2602–7.

Knoll LLD, Furlow WL, Benson RC Jr, Bilhartz DL. Management of nondilatable cavernous fibrosis with the use of a downsized inflatable penile prosthesis. J Urol 1995;153:366–7.

Knoll LLD. Use of penile prosthetic implants in patients with penile fibrosis. Urol Clin North Am 1995;22:857–63.

Kulmala RV, Tamella TJL. Effects of priapism lasting 24 h or longer caused by intracavernosal injection of vasoactive drugs. Int J Imp Res 1995;7:131–6.

Lux M, Reyes-Vallejo L, Morgentaler A, Levine LA. Outcomes and satisfaction rates for the redesigned 2-piece penile prosthesis. J Urol 2007;177(1):262–6.

Mancini JG, Kizer WS, Jones LA, Mora RV, Morey AF. Patient satisfaction after dual implantation of inflatable penile and artificial urinary sphincter prostheses. Urology 2008;71(5):893–6.

Minervini A, Raplh DJ, Pryor JP. Outcome of penile prosthesis implantation for treating erectile dysfunction: Experience with 504 procedures. BJU Int 2005;97:129–33.

Montague DK, Angermeier KW. Corporeal excavation: new technique for penile prosthesis implantation in men with severe corporeal fibrosis. Urology 2006;67:1072–5.

Montorsi F, Rigatti P, Carmignani G, Corbu C, Campo B, Ordesi G, et al. AMS three-piece inflatable implants for erectile dysfunction: A long-term multi-institutional study in 200 consecutive patients. Eur Urol 2000;37(1):50–5.

Mulcahy JJ. Long-term experience with salvage of infected penile implants. J Urol 2000;163(2):481–2.

Palese MA, Burnett AL. Corporoplasty using pericardium allograft (tutoplast) with complex penile prosthesis surgery. Urology 2001;58:1049–52.

Pathak AS, Chang JH, Parekh AR, Aboseif SR. Use of rectus fascia graft for corporeal reconstruction during placement of penile implant. Urology 2005;65:1198–201.

Rajpurkar AA, Li HH, Dhabuwala CCB. Penile implant success in patients with corporal fibrosis using multiple incisions and minimal scar tissue excision. Urology 1999;54:145–7.

Ralph DJ, Garaffa G, Muneer A, Freeman A, Rees R, Christopher AN, et al. The immediate insertion of a penile prosthesis for acute ischaemic priapism. Eur Urol 2009;56:1033–8.

Salem EA, Wilson SK, Neeb A, Delk JR, Cleves MA. Mechanical reliability of AMS 700 CX improved by parylene coating. J Sex Med 2009;6(9):2615–20.

Sellers CL, Morey AF, Jones LA. Cost and time benefits of dual implantation of inflatable penile and artificial urinary sphincter prosthetics by single incision. Urology 2005;65(5):852–3.

Shaeer O, Shaeer A. Corporoscopic excavation of the fibrosed corpora cavernosa for penile prosethesis implantation: optical corporotomy and trans-corporeal resection, Shaeer's technique. J Sex Med 2007;4:218–25.

Spycher MA, Hauri D. The ultrastructure of the erectile tissue in priapism. J Urol 1986;135:142–7.

Taylor FL, Abern MR, Levine LA. Predicting erectile dysfunction following surgical correction of Peyronie's disease without inflatable penile prosthesis placement: Vascular assessment and preoperative risk factors. J Sex Med 2012;9(1):296–301.

Wilson SK, Delk JR 2nd. A new treatment for Peyronie's disease: modeling the penis over an inflatable penile prosthesis. J Urol 1994;152(4):1121–3.

Wilson SK, Delk JR 2nd, Mulcahy JJ, Cleves M, Salem EA. Upsizing of inflatable penile implant cylinders in patients with corporal fibrosis. J Sex Med 2006;3(4):736–42.

Wilson SK, Salem EA, Costerton W. Anti-infection dip suggestions for the Coloplast Titan Inflatable Penile Prosthesis in the era of the infection retardant coated implant. J Sex Med 2011;8(9):2647–54.

Wilson SK, Terry T, Delk JR. Improved implant survival in patients with severe corporal fibrosis: A new technique without necessity of grafting. J Urol 1995;153:359A.

第 8 章

延长阴茎的方法

Giulio Garaffa[1], Salvatore Sansalone[2] , David J. Ralph[1]

[1] St. Peter's Andrology Centre and University College London Hospitals, London, UK

[2] University of Rome Tor Vergata, Rome, Italy

引言

在几千年前的一些文化中，阴茎象征着男子气概，如力量、耐力和勇气。即使对于史前洞穴居民来说，阴茎的大小也等同于生育能力、男子气概及力量。因此男性持续关注阴茎的尺寸，导致了对阴茎增大手术的需要。

临床特征

尽管小阴茎是阴茎增大手术的唯一真正适应证，但具有正常尺寸和功能阴茎的男性仍在寻求阴茎增大手术。小阴茎可以是先天性或继发于内分泌疾病或潜在的遗传病。青春期之后除了阴茎体部、阴囊和龟头较小，阴茎的形状是完全正常的，性功能和勃起功能具有成人的表现。与此相反，具有短阴茎的男性，勃起长度缩短但通常存在正常的勃起，除非存在精神心理疾病。

从出版的大量报道中可以获得疲软和伸长的阴茎长度的测量结果：疲软的阴茎长度为 5~13cm（平均 9cm），伸长的阴茎长度为 7.5~17.5cm（平均 12.5cm）。那些疲软阴茎长度正常却觉得阴茎尺寸不正常的男性患有畸形恐惧症。这种阴茎过小的主观感觉部分来源于本人从上向下俯视的结果，若耻骨上肥胖的脂肪垫包埋了部分阴茎的基底部，则进一步

加重了这种感觉。

术前评估

要告知患者关于手术的真实预期。由于阴茎本身的性质，延长阴茎超过 2~4cm 是不现实的。测量疲软和伸长阴茎长度是从耻骨联合到固定点如尿道外口或冠状沟，并记录下来。取得同意后应在干预前进行拍照并保存到病案中，并记录患者术前勃起功能。患有畸形恐惧症的患者术前应由精神科或心理医生评估。

手术治疗

术前应采用保守疗法如阴茎拉伸和真空装置。有些病例该装置即能满足需求。但是该装置需长期应用并需要患者积极参与。

那些预期上不切实际或经过精神病评估不宜手术的患者则不应手术。实施增大术后可导致较高的不满意率和随后的诉讼。

增大手术目的是增加阴茎体部的长度，通过暴露更多的阴茎体部（耻骨上脂肪切除术）或延长阴茎体部（V–Y 成形术或悬韧带分离术）来实现。增加周径是更加困难的。非专业人员经常采用注射用材料（如硅树脂、油），但常导致严重的并发症如皮肤坏死、异物肉芽肿和严重的阴茎水肿。

手术风险

可能出现阴茎形状变化和淋巴水肿。如果没有破坏海绵体，勃起功能应保持不变。特别是在一些步骤中如悬韧带的分离或修补时应仔细分离该区域的血管神经束，以防止龟头感觉减退。

手术效果

文献中关于单纯行脂肪切除术在美容和功能方面的效果与腹部和盆部抽脂法是同样有限的，而且脂肪切除术通常联合其他的增大方法如悬韧带分离和阴茎周径增大术。

关于分析悬韧带分离后阴茎长度增加的文献很少，而且由于有多种阴茎长度测定方法和不同的手术技巧难以进行数据比较。在一项 Li 等人报道的对 42 例患者对有关伸长疲软阴茎长度和患者满意度的调查中，尽管经过悬韧带分离和硅树脂缓冲剂填充后平均长度增加了 1.3cm，但满意率仍非常低，表明只有少数患者能从该手术中获益。

患者准备

患者许可后应进行术前、术后及术中拍照并保存于病案中。记录阴茎疲软时和伸长时的长度。

所有手术步骤均在患者仰卧位完成。应鼓励患者术前使用真空装置，该装置术后可继续使用以保持阴茎的长度。

手术方法

阴茎延长术

耻骨上脂肪垫切除术,腹部脂肪切除和吸脂

这项技术又名 apronectomy（围裙状脂肪切除术），即切除覆盖阴茎基底部的过多脂肪组织。因而更多部分的阴茎主干暴露出来。这种术式因此只适用于表现为耻骨部位过度肥胖或下腹部突出导致的隐匿阴茎（图 8.1、8.2、8.3、8.4 和 8.5）。

为隐匿阴茎行腹部整形术和腹部脂肪切除术

在显著的躯干性肥胖导致的隐匿阴茎的病例，进行腹部整形术。当除外干性闭塞性龟头炎时，这种术式通常能暴露隐匿的阴茎（图 8.6、8.7 和 8.8）。

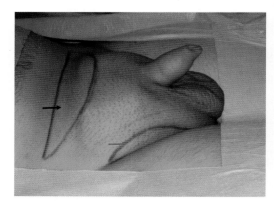

图 8.1　需要切除的耻骨上脂肪垫被标记出来（黑色箭头）。为了更突出阴囊,侧面的额外的椭圆形皮肤和脂肪也被切除(红色箭头)。

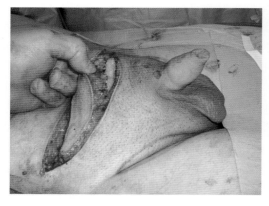

图 8.2　切口深达皮肤和皮下组织。深度达到腹直肌筋膜的水平。

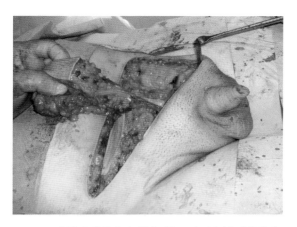

图 8.3　皮肤和脂肪组织被切断。下面皮瓣下的脂肪组织也被移开。下面的皮瓣应有足够的厚度以确保血管不被破坏。

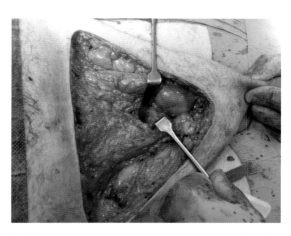

图 8.4　牵引下面的皮瓣来显露阴茎基底部并分离悬韧带。

悬韧带分离

　　阴茎韧带附件包括悬韧带，后者是纤维成分构成的白线的延伸，术语称为阴茎系韧带（Luschka 韧带），它能为阴茎提供腹侧的支撑。从耻骨联合处分离悬韧带能将海绵体从下方的耻骨支分开，因此能增加疲软阴茎的长度。为了阻止韧带再次附着，在分开的海绵体和耻骨联合之间放置硅树脂缓冲剂或脂肪片。术后告知患者阴茎和腹壁的夹角会改变，

且勃起时阴茎基底部会存在不稳定性（图 8.9、8.10、8.11、8.12 和 8.13）。

术后护理

　　为了使阴茎的基底部远离耻骨并伸出海绵体，悬韧带分离后应行阴茎牵引。阴茎牵引可借助真空装置、牵引装置或特殊地悬挂在龟头边缘的砝码来实现。

　　该术式增加了疲软阴茎的可见长度，但在勃起状态则无变化，因此它只适合于"更衣室综合征"患者。

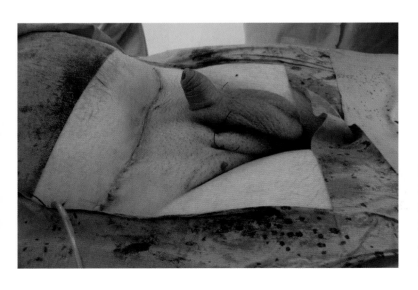

图 8.5　留置引流管防止术后血肿。为了缩小两者之间距离，皮瓣被缝合在腹直肌筋膜上。采用 2-0 polyglactin 线将皮瓣和一层皮下组织缝在一起。采用 3-0 单丝线进行皮内缝合。

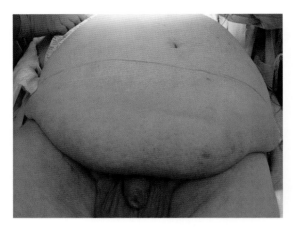

图 8.6　躯干性肥胖患者在阴茎上隐藏有一个大的血管翳。皮肤上标记出去除血管翳要切除的位置。

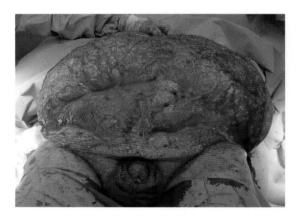

图 8.7　Apronectomy（围裙状脂肪切除术）包括切除多余的皮肤和深达腹直肌筋膜水平的脂肪组织。为了确保腹部和耻骨部位的皮肤能固定在腹直肌筋膜上，下拉脂膜同时皮下采用额外的可吸收线缝合。

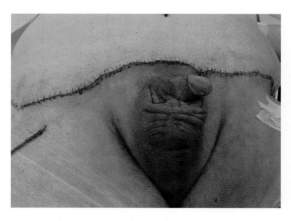

图 8.8　为减少血肿形成的风险，双侧都留置引流管。皮下层采用 2-0 polyglactin 线关闭。皮肤采用皮夹关闭。

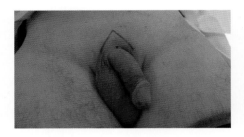

图 8.9　采用倒 V 形切口来暴露和鉴别悬韧带。

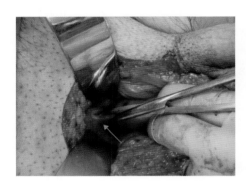

图 8.10　找到悬韧带（红色箭头）并紧贴耻骨行锐性分离，这样才能避免误伤背侧的血管神经束。

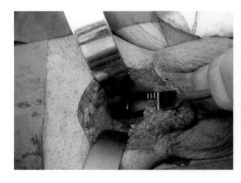

图 8.11　将悬韧带（红色箭头）完全从耻骨上分离开。

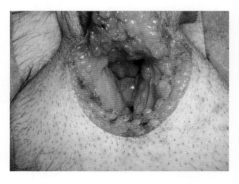

图 8.12　术后通过在缝隙里插入硅树脂缓冲剂或血管化的耻骨脂肪垫来避免韧带的再次粘连。

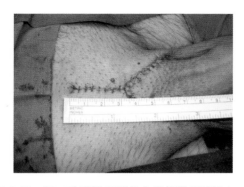

图 8.13　切口采用倒 Y 形缝合能使阴茎延长 3cm。

悬韧带补救

外伤性悬韧带破裂发生在性活动中,患者描述为阴茎基底部的不稳定,且在勃起状态下失去了阴茎和前腹壁之间的锐角(图 8.14、8.15 和 8.16)。

皮瓣前移延长阴茎
应用皮瓣

在勃起过程中阴囊耻骨皮肤牵住了阴茎皮肤,阻止了勃起时生理性延长,可采用皮瓣来增大阴茎。这可能是由于包皮环切术或其他疾病如干性闭塞性龟头炎、生殖器淋巴水肿、阴茎外伤或烧伤所导致的过多皮肤缺失。

最常用的技术是倒 V-Y 前移皮瓣,又称 V-Y 成形术,可与悬韧带分离术联用(图 8.17 和 8.18)。备选皮瓣包括下腹部 Z 成形术或 W 皮瓣重建。

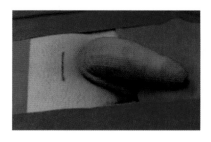

图 8.15　采用横行耻骨下切口。从皮下组织剥离到悬韧带水平。轻轻牵拉阴茎有助于操作。

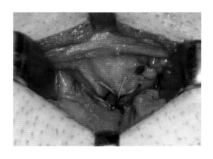

图 8.16　一旦定位好缺损部位,采用 2-0 Ethibond 缝线将海绵体缝合到耻骨联合的骨膜上。缝合阴茎时应在侧面以避免损伤血管神经束。

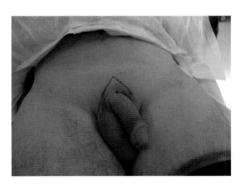

图 8.17　一种倒置的"V"形皮瓣。

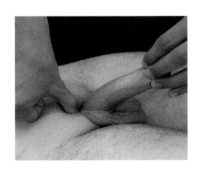

图 8.14　在耻骨联合下方可触及缝隙,且阴茎的基底部与缺乏悬韧带一致。

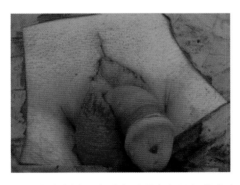

图 8.18　前移皮瓣,该手术可联合行悬韧带分离术。呈倒"Y"形关闭切口。

手术效果

皮瓣的不利之处是它们带给阴茎主干的不雅的布满毛发的皮肤。此外,如果伤口愈合差,皮瓣挛缩或顶部皮肤坏死可导致隐匿阴茎或弓弦效应,其结果是阴茎弯曲。

阴茎重建时皮肤移植

皮肤移植物可以作为皮瓣的替代物覆盖阴茎体,特别是在那些大范围干性闭塞性龟头炎患者,他们的阴茎体暴露在外。首选全层皮片,因为与分层皮片相比前者愈合后挛缩更少,这样才能维持阴茎勃起时必需的弹性。任何多余的、没有毛发的皮肤都可以作为供皮区,腹股沟皱褶处、腋窝和内臂处是较常用的。为了获得美容和功能上的效果,受皮区和移植皮肤做充分准备是必不可少的。移植皮肤应充分植被在受皮区,最好采用加压敷裹。术后2周年轻患者应该用抗雄激素药物抑制勃起(图8.19、8.20、8.21和8.22)。

成人蹼状阴茎手术

对于成人蹼状阴茎,阴茎阴囊的连接部位位于阴茎体,这是由于先天性或不良的包皮环切术所致。这就导致了阴茎体的长度明

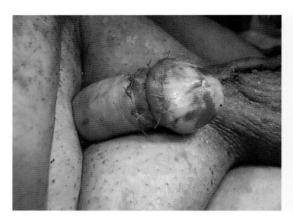

图8.20　为了暴露阴茎体和龟头,阴茎被游离开。通常存在广泛的肉膜带需要分离。保留的肉膜被缝合到近端的阴茎体上。全层皮片被缝合到阴茎体上。龟头广泛的干性闭塞性龟头炎需要用分层皮片进行龟头表面重建。

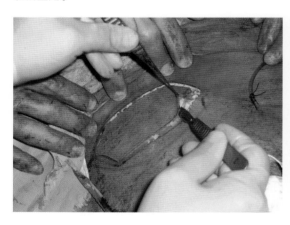

图8.21　示范获得全层皮片的技术。移植皮肤在缝合到阴茎体上之前要进行减脂。

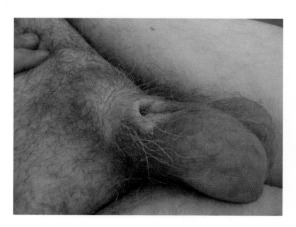

图8.19　广泛的干性闭塞性龟头炎患者被埋藏的阴茎。干性闭塞性龟头炎进展可累及邻近的阴囊皮肤。

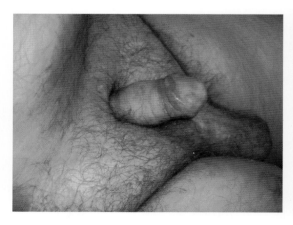

图8.22　最终术后结果。

显缩短，患者叙述勃起时阴囊皮肤呈现帐篷状。切除蹼状组织并重建新的阴茎阴囊角（图 8.23、8.24、8.25、8.26 和 8.27）。

术后护理

14 天后拆线。告知患者保持阴茎抬高并加压包扎，以确保阴茎体和阴囊保持较近距离，直到伤口完全愈合。

阴茎增粗手术

由于仅仅是为了审美才进行此手术，因此，阴茎增粗手术是存在争议的。尽管尝试过多种注射用材料，但并发症高发并且对称性

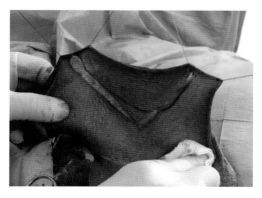

图 8.25　对阴茎阴囊蹼采用楔形切除。仔细操作确保有足够的阴茎体部皮肤对阴茎体腹侧进行无张力关闭。

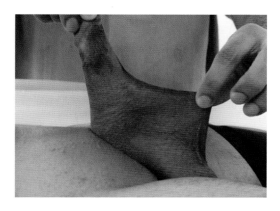

图 8.23　一例成人蹼状阴茎，患者提出对阴茎体长度不满意并难以使用安全套。

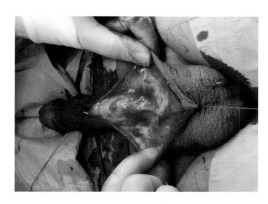

图 8.26　阴茎蹼被切除。为了建立一个新的阴茎阴囊角，阴茎阴囊连接处的肉膜层用 3-0 或 4-0 polyglactin 或聚二氧杂环己酮(PDS)缝线缝合到白膜上。

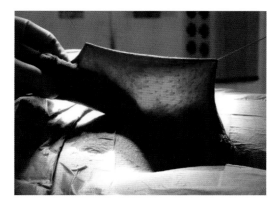

图 8.24　通过皮肤透照法可清楚地显示需要切除的皮肤和新的阴茎阴囊角的位置。

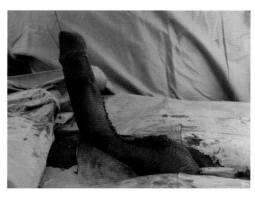

图 8.27　建立一个新的阴茎阴囊角。采用皮条引流从阴囊底部引出。采用 4-0 尼龙线间断缝合皮肤。

较差。

注射材料

脂肪注射

脂肪注射是将脂肪组织注射到阴茎的肉膜层。最初，该技术被认为是非常有希望的，采用抽脂法将自身腹部抽取的脂肪用于注射，由于该方法并发症发生率太高，已被放弃使用。特别是由于重吸收和迁移，畸形较常见，如阴茎弯曲、阴茎不对称、液化瘤形成、脂肪组织坏死或钙化(硬化性脂肪肉芽肿)。

硅树脂注射

方法是将液态注射用硅树脂注射到肉膜筋膜中。由于此方法并发症较高，所以不推荐使用。特别是阴茎肿胀、阴茎扭曲、液态注射用硅树脂形成肉芽肿和特异性反应较常见。此外，采用液态注射用硅树脂注射到肉膜筋膜可增加血管神经束内神经和血管受损的风险，可导致感觉丧失以及最终性功能的丧失。

透明质酸注射

尽管透明质酸更多地应用于美容中，如软组织增高术，透明质酸凝胶注射也一直用于龟头阴茎增粗。

移植手术

表皮脂肪移植物和皮瓣

表皮脂肪移植物包括皮肤全层和去除表皮的皮下组织，它可替代脂肪注射用于阴茎增粗。腹部和臀沟处表皮脂肪移植物较丰富，将移植物呈环状置于肉膜和 Buck 筋膜之间的平面。

虽然可能发生并发症，如供皮区瘢痕形成和畸形，但术后持续阴茎水肿和硬结、静脉充血和导致阴茎畸形的纤维化并不少见。这种手术的成功率远远优于脂肪注射。术后 8 周不可避免会发生移植物的脂肪成分坏死，其后逐渐被纤维化组织取代，并导致挛缩、畸形和阴茎周长的缩小。

游离的表皮脂肪移植物、皮瓣可作为替代物用于阴茎增粗。将腹股沟表皮脂肪皮瓣用于既往采用阴茎假体植入的患者，根据周径的增加和美容效果来判断获得了较好效果。尽管此方法显得易于重复和安全，但它仍有皮瓣缺血和挛缩的风险，会导致阴茎弯曲和缩短，特别是在那些没有进行过阴茎假体植入的患者。

同种移植，异种移植和支架

同种移植、异种移植和支架可作为注射物、表皮脂肪移植物和皮瓣替代物用于阴茎增粗。同种和异种移植的优点是手术时间短，不需获取移植物或皮瓣，没有供皮区病变，移植物成活率较高，并发症较少。Alloderm®是在阴茎增粗术中最常用的同种移植物，是从供者皮肤中获得的脱细胞真皮惰性基质。猪小肠黏膜下层(SIS®)和牛心包膜(Peri-Guard®)是在阴茎手术中常用的备选异种移植物。

虽然罕见，但采用同种移植物进行阴茎增粗术最常发生的并发症是侵蚀、吸收、纤维化、挛缩和皮肤缺损。

采用可降解支架作为阴茎增粗术的移植物是一种备选的方法。这涉及自体体外组织工程学过程，即事先将患者阴囊表皮组织成纤维细胞培植于预处理的管状可生物降解的支架上(图 8.28)。在植于阴茎体周围之前，培植在支架上的成纤维细胞要孵育 24 小时，培植的位置在 Buck 筋膜和肉膜之间的层面(图 8.29)。术后，支架经过进一步的重塑，其特征为经过最初的炎症细胞的弥漫性浸润并被富含胶原和血管的组织替代，这与正常的肉膜层相似。在 Perovic 等报道的一项包括 84 名患者的研究中，这些患者具有畸形恐惧症，他们之前经历了失败的阴茎增粗手术，后来采用了生物降解支架进行阴茎增粗，平均阴茎增粗 3.1cm，具有很高的满意率(图 8.29、8.30和 8.31)。

静脉移植术

在 2002 年，Austoni 等描述了一项阴茎增粗的新技术，与上述术式不同的是，它还包

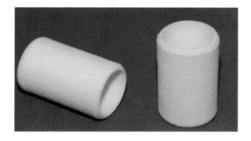

图 8.28　从患者阴囊采集成纤维细胞并培植于支架上。

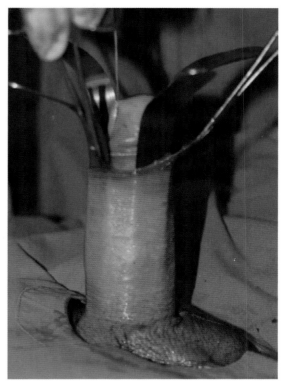

图 8.30　随后用皮肤和肉膜层覆盖支架。

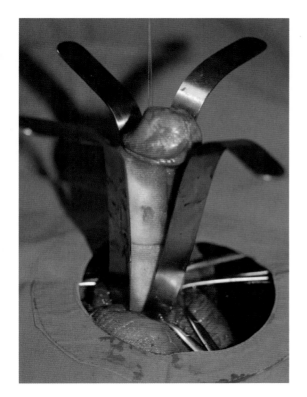

图 8.29　支架放置于阴茎体部位，在 Buck 筋膜和肉膜层之间的平面。

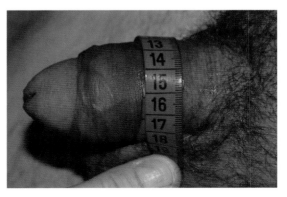

图 8.31　术后 1 年显示周长增大。(来源: Perovic SV, Sansalone S,Djinovic R et al. 2010.Reproduced with permission of John Wiley & Sons Ltd.)

括通过双侧静脉移植来增加海绵体周长。这是唯一能保证增加勃起时周长的手术步骤。

在尿道两侧，冠状沟水平到阴茎体近端行双侧纵切口深达白膜，对所产生的缺损采用大隐静脉补片进行移植，以便增宽海绵体。

在 Austoni 的系列研究中，报道了术后周长增加了 2.1cm，所有患者均能进行剧烈的性交，并对手术的美容效果和功能感到满意。

(侯瑞鹏　冯起庆　译　刘大振　校)

延伸阅读

Alter GJ. Augmentation phalloplasty. Urol Clin North Am 1995; 22:887–902.

Alter GJ. Penile enlargement surgery. Tech Urol 1998;4:70–6.

Alter GJ, Jordan GH. Penile elongation and girth enhancement. AUA Update Series 2007;26:229–37.

Austoni E, Guarneri A, Cazzaniga A. A new technique for augmentation phalloplasty: albugineal surgery with bilateral saphenous grafts – three years of experience. Eur Urol 2002; 42:245–53.

Bruno JJ 2nd, Senderoff DM, Fracchia JA, Armenakas NA. Reconstruction of penile wounds following complications of AlloDerm-based augmentation phalloplasty. Plast Reconstr Surg 2007;119:1–4e.

Chung E, Clendinning E, Lessard L, Brock G. Five-year follow-up of Peyronie's graft surgery: outcomes and patient satisfaction. J Sex Med 2011;8(2):594–600.

Garaffa G, Christopher AN, Ralph DJ. The management of genital lymphoedema. BJU Int 2008;102(4):408–14.

Kim JJ, Kwak TI, Jeon BG, Cheon J, Moon DG. Human glans penis augmentation using injectable hyaluronic acid gel. Int J Impot Res 2003;15:439–43.

Klein R. Penile augmentation surgery. Electronic Journal of Human Sexuality; 1999. Available at: http://www.ejhs.org/volume2/klein/penis10.htm (accessed 4 February 2013).

Li C-Y, Kayes O, Kell PD, Christopher AN, Minhas S, Ralph DJ. Penile suspensory ligament division for penile augmentation: indications and results. Eur Urol 2006;49:729–33.

Long DC. Elongation of the penis. Zhonghua Zheng Xing Shao-Shang Wai Ke Za Zhi 1990;6:17–9.

Moon DG, Yoo JW, Bae JH, Han CS, Kim YM, Kim JJ. Sexual function and psychological characteristics of penile paraffinoma. Asian J Androl 2003;5:191–4.

Narins RS, Beer K. Liquid injectable silicone: a review of its history, immunology, technical considerations, complications and potential. Plast Reconstr Surg 2006;118(Suppl):77S–84S.

Panfilov DE. Augmentative phalloplasty. Aesth Plast Surg 2006; 30:183–97.

Perovic SV, Byunb J, Scheplevic P, Djordjevica M, Kimd J, Bubanja T. New perspectives of penile enhancement surgery: tissue engineering with biodegradable scaffolds. Eur Urol 2006;49:139–47.

Perovic SV, Sansalone S, Djinovic R, Ferlosio A, Vespasiani G, Orlandi A. Penile enhancement using autologous tissue engineering with biodegradable scaffold: a clinical and hystomorphometric study. J Sex Med 2010;7(9):3206–15.

Roos H, Lissoos I. Penis lengthening. Int J Aesth Restor Surg 1994;2:89–96.

Sawhney CP, Banerjee TN, Chakravarti RN. Behaviour of dermal dermal fat transplant. Br J Plast Surg 1969;22:169–76.

Shaeer O. Supersizing the penis following penile prosthesis implantation. J Sex Med 2010;7(7):2608–16.

Spyropoulos E, Christoforidis C, Borousas D, Mavrikos S, Bourounis M, Athanasiadis S. Augmentation phalloplasty surgery for penile dysmorphophobia in young adults: considerations regarding patient selection, outcome evaluation and techniques applied. Eur Urol 2005;48:121–8.

Vardi Y, Harshai Y, Gil T, Gruenwald I. A critical analysis of penile enhancement procedures for patients with normal penile size: surgical techniques, success and complications. Eur Urol 2008;54:1042–50.

Wassermann RJ, Greenwald DP. Debilitating silicone granuloma of the penis and scrotum. Ann Plast Surg 1995;35:505–10.

Whitehead ED. Allografts dermal matrix graft (Alloderm®) for pericavernosal penile widening in normal men. Abstract presented at: First World Congress of Aesthetic Medicine; March 15–17, 2004; Rio de Janeiro, Brasil.

Wollin M, Duff PG, Malone PS, Ransley PG. Buried penis: a novel approach. Br J Urol 1990;65:97–100.

第 9 章

男性不育手术

Nim Christopher[1,2] , Asif Muneer[2]
[1] St. Peter's Andrology Centre, London, UK
[2] University College London Hospitals, London, UK

引言

在接近 25% 的不育夫妻中，发现男性因素是不育的根本原因。在另外 25% 夫妻中，发现男女双方都有问题。因此在寻找不育症治疗手段时，50% 的夫妻中存在男性方面问题。

尽管 1978 年开始采用体外受精技术使得婴儿安全出生，这个医学上的里程碑使先前不能生育的妇女受孕并经历自然妊娠。但是，直到 1992 年胞浆内单精子注射 (ICSI) 出现并得以广泛传播，才使不能生育的男性不育症患者的治疗发生了彻底的变化。男性不育症手术范围很广，包括梗阻性无精子症 (OA) 的重建技术或者非梗阻性无精子症 (NOA) 的精液获取技术。

临床特征

梗阻性无精子症

梗阻性无精子症可发生在男性生殖道的任何部位，从睾丸内部的输出小管水平直到射精管水平。接近 6% 男性不育症患者具有梗阻性病因。睾丸内梗阻在输出小管水平的梗阻很少见，不适合采用显微外科重建术。这些患者进行胞浆内单精子注射治疗时需要提取

精液。最常见的梗阻部位是输精管水平或因绝育采用的输精管结扎术或腹股沟手术继发的医源性损伤（如疝修补术或睾丸固定术）或外伤。

接近 5% 男性经历了输精管结扎术，但因社会情况或关系发生变化，为了得到孩子需进行输精管再通术，通常占有很大比例。临床检查中，睾丸具有正常体积并且与该病一致地表现出近端附睾膨胀。在输精管切口末端之间的缝隙很容易触到。

射精管闭塞 (EDO) 是由于射精管狭窄或继发于先天性囊肿的闭塞，最常见的是苗勒管囊肿。射精管闭塞最常见的原因列在表 9.1 中。继发于射精管闭塞的梗阻性无精子症男性可表现出一些其他症状，如射精前或射精后的睾丸或会阴疼痛及精液量减少。据报道另外 20% 患者存在血精。一旦梗阻解除后，60% 慢性疼痛会缓解。

在无精子症或严重少精症患者，临床检测睾丸大小正常，出现附睾充血及血清尿促

表 9.1 射精管闭塞常见原因

先天性	获得性
苗勒管囊肿	手术后纤维化
沃尔夫管囊肿	炎症后纤维化
管道先天性闭锁	结石

卵泡素正常，需要进一步的检查来排除梗阻性无精子症。

非梗阻性无精子症

非梗阻性无精子症是由睾丸内精子发生受损引起的。临床上睾丸硬度变软且体积减小。根据表 9.2 列举的非梗阻性无精子症原因，睾丸体积是不同的。一般来说，不育症男性睾丸纵长小于 4cm，同时促卵泡素水平升高，可诊断为非梗阻性无精子症。

术前评估

联合放射学研究和血清尿促卵泡素、促黄体生成素和睾酮水平能为区分非梗阻性无精子症和梗阻性无精子症提供更多信息。在非梗阻性无精子症，促卵泡素升高，可能伴发血清总的和游离的睾酮降低。在梗阻性无精子症，血清促卵泡素、促黄体生成素和睾酮水平通常在正常范围内。

根据 2010 年世界卫生组织标准（表 9.3）需进行两次精液分析来确定无精子症。精液分析能明确精子减少并测量精液量。典型表现为：精液分析表现为精液量减少，同时 pH 值呈酸性并缺乏果糖，这些表现与射精管闭塞一致（继发于先天性苗勒管囊肿或射精管狭窄），或是先天性双侧输精管缺失（CBAVD）所致的精囊闭锁。

经直肠超声采用 7-MHz 频率或更高的探头，是测量精囊扩张程度和射精管直径的可靠技术。精囊的标准宽度最高为 1.5cm，射精

表 9.2　非梗阻性无精子症原因

既往隐睾

睾丸扭转

感染（腮腺炎睾丸炎，结核，全身病毒）

Gonadotoxins（化疗，放疗）

遗传（Klinefelter 综合征，雄激素不敏感综合征）

表 9.3　世界卫生组织精液分析的范围

参数	低限参考值
精液量（mL）	1.5（1.4~1.7）
精子总数（10^6/射精）	39（33~46）
精子密度（10^6/ mL）	15（12~16）
总活力（PR+NP,%）	40（38~42）
渐进活力（PR,%）	32（31~34）
活力（活精子,%）	58（55~63）
精子形态（正常形式,%）	4（3.0~4.0）
其他协商一致的阈值	
pH 值	≥7.2
过氧化物酶阳性白细胞（10^6/mL）	<1.0
MAR 试验（运动型精子结合的粒子,%）	<50
免疫珠试验（运动精子与结合珠,%）	<50
精浆锌（μmol/射精）	≥2.4
精浆果糖（μmol/射精）	≥13
精浆中性糖苷酶（mU/射精）	≥20

MAR，混合抗球蛋白反应；NP，非渐进性；PR，渐进性。（来源：Adapted from World Health Organization 2010 *WHO Laboratory Manual for the Examination and Processing of Human Semen*, Fifth edition. WHO, Geneva.）

管宽度最高为 2.3mm。在诊断不确定的病例，可采用经直肠超声观察下向精囊内注射对比剂来进行精囊造影。通过实时扫描能看到精囊膨胀程度和射精管的流通程度。在部分的射精管闭塞患者成熟精子感知缺乏是其特点。但是诊断需要进一步的精囊造影来证实。可选用 T2 加权 MRI 扫描能检测到闭塞导致的中线损伤。其他非手术因素导致的射精管或精囊管损害疾病列于表 9.4 中。

先天性双侧输精管缺失发生在囊性纤维跨膜调节蛋白基因突变的男性，该基因位于 7 号染色体短臂上。由于患者的身材或者因为阴囊有大量的皱褶，临床检查有

表 9.4　治疗功能性射精管闭塞的药物清单

抗高血压药物：肾上腺素能受体阻滞剂，噻嗪类利尿剂

抗精神病药物：硫利达嗪，氟哌啶醇

抗抑郁药：丙咪嗪，阿米替林

糖尿病

多囊肾

时难度较大。此时阴囊超声扫描是有效的，能明确缺乏输精管的诊断，经直肠超声能显示是闭锁的精囊。

其他变异包括单侧输精管缺失和肾脏畸形。但是，双侧输精管缺失伴肾脏异常不是由囊性纤维跨膜调节蛋白基因（CFTR）突变引起的。

在非梗阻性无精子症病例或者不确定无精子症潜在的原因是非梗阻性无精子症还是梗阻性无精子症的情况后，应进行遗传图谱测定，包括一个核型和 Y 缺失（通常寻找 *AZFa*、*AZFb* 和 *AZFc* 区基因缺失）。*AZF* 缺失可用于预测的外科精液提取的结果，核型将用于检测 Klinefelter 综合征以及 47XYY 和 46XX 男性综合征。如果发现 *AZFa* 或 *AZFb* 区缺失则取精成功的机会几乎为零。

精索静脉曲张手术在男性不育中的作用仍存在争议。虽然精索静脉曲张在男性的发病率为 11%，但是 25% 的男性不育症患者存在精索静脉曲张。治疗可触及的精索静脉曲张（Ⅱ级或Ⅲ）可以提高精子数量少、活动力差或形态异常男性的精液指标。

手术治疗

梗阻性无精子症

继发于为绝育所行的输精管结扎术的梗阻性无精子症，手术重建是进行输精管吻合

（输精管复通术）。通畅率和妊娠率取决于输精管结扎术和复通术之间的时间间隔。对于以下患者这是一个重要的考虑因素，即输精管结扎术和输精管吻合术之间间隔时间较长的患者，因为 IVF（体外受精）治疗后的效果可以等同于两种手术间隔 10 年后的输精管复通术。另一个需要考虑的因素是计划的怀孕次数，以及是否有道德或宗教方面的考虑，这意味着一些夫妻别无选择，只能尝试自然受孕。

尽管多数患者在睾丸内具有正常的精子发生，但诊断为先天性双侧输精管缺失的患者不适合外科重建。因此外科取精术能获得足够的精子用于胞浆内单精子注射治疗。重要的是，一定要让患者在治疗前接受遗传学咨询。

继发于腹股沟疝修补或外伤的医源性损伤输精管对重建提出了挑战。与采用补片的疝修补术相比，继发于儿科疝修补术（在没有补片时）的医源性输精管损伤更容易通过输精管吻合治疗。采用补片的疝修补术术后在寻找腹股沟管时，通常表现为输精管包裹在纤维化瘢痕组织中。

射精管闭塞可以进行手术治疗，对任一个苗勒管囊肿进行去顶，这些囊肿或被压缩为导管或射精管可以直接开口于囊肿。射精管闭塞可采用经直肠超声引导下进行部分或完全经尿道切开射精管以解除梗阻。这允许切除过程中直视下观察射精管，在手术最后进行精囊造影以明确切开效果。少见的经尿道切开单侧射精管用于单侧梗阻。

非梗阻性无精子症

成功取精的非梗阻性无精子症病例取决于精子发生受损的根本原因。找到睾丸内精子发生的关键部位使得外科取精术在胞浆内单精子注射之前完成。尽管外科取精术术式不同，但已发现睾丸显微探查和精液提取（mTESE）在非阻塞性无精症有更

高的成功率。

手术方法

梗阻性无精子症

输精管吻合

根据原有用于输精管切除术的技术，输精管的缺损通常是显而易见的。然而，直到输精管两端穿出伤口，输精管结扎的部位才能完全清楚。在输精管的直行部分进行输精管切除术相对容易吻合。

然而，如果输精管已在旋绕部分横断则在管腔的口径上不匹配。远侧通畅性是通过使用 0 号尼龙缝线穿过输精管的腹部端或轻轻冲洗输精管来证实的。睾丸端输精管液体的黏度和液体的显微镜检查能确认精子的存在，提示是否进行输精管吻合，或者是否应该继续进行射精管附睾吻合术（图 9.1、9.2、9.3、9.4 和 9.5 ）。

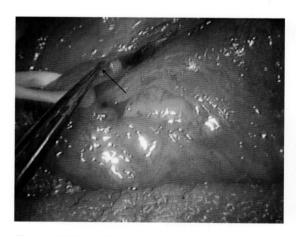

图 9.1　腹部端和睾丸端输精管的末端被分离开。小心切开外膜（箭头）确保输精管未血管化，否则可出现延迟狭窄。两种技术在射精结果上没有区别。修改后的单层方法需要 4~6 针全层缝线（尼龙 9-0）通过肌层和黏膜并缝合带有一些外膜以确保"水密性"。改进法是双层法，黏膜缝合 4~6 针（尼龙 10-0），随后行 9-0 外膜缝合。图示显明了改进的单层方法。

该手术可以经日间门诊手术完成。可采用水平的耻骨下切口或阴囊切口（中缝或阴囊侧面切口），这取决于医生的习惯。无论使用哪种方法，通常需要将切口延伸至浅环以便游离输精管的腹部端。

术后护理

术后 3~4 周患者应尽量避免射精，然后在 8 周时留取精液样本。精液中存在精子证实通畅。

输精管附睾吻合术

当睾丸端输精管内没有精液或输精管内

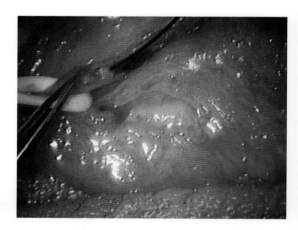

图 9.2　用作支架的尼龙缝合线轻轻引入输精管的腹部端检查通畅。

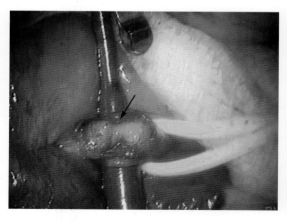

图 9.3　大量液体从输精管的睾丸端流出，充分表明精液的流通和手术结果令人满意。

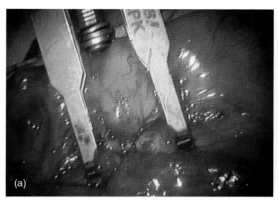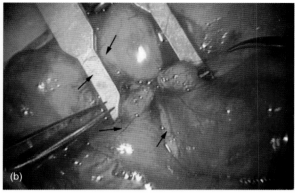

图 9.4　(a)采用输精管吻合夹使输精管的两端靠近。(b)4 根全层缝合的 9-0 缝线已插入。箭头所示为缝合线的位置。将这些线打结并转动输精管夹,以便使对侧能用同样的技术进行缝合。

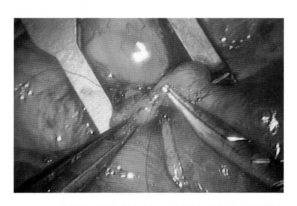

图 9.5　采用间断外膜缝合,以确保吻合部位无渗漏。

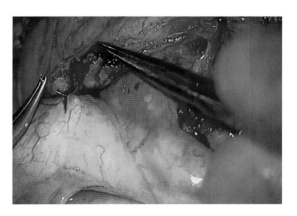

图 9.6　先检查附睾尾和体部。越是附睾远端的小管,越容易找到活动精子。切开附睾鞘膜并找到一个扩张附睾小管。

精液过于黏稠, 标准的输精管吻合必须转换成输精管附睾吻合术。除非出现了"附睾吹出"导致广泛纤维化,否则应将附睾小管充分扩张以允许输精管和附睾小管之间的显微吻合。一旦发现相应的细管,必须在完成吻合之前确认抽出精液。

下面描述这两种手术技术。

套入法

这种技术比传统的技术更快,更容易,具有相似的效果(图 9.6、9.7、9.8、9.9、9.10、9.11、9.12、9.13 和 9.14)。

常规技术

常规技术采用输精管和附睾小管之间端侧吻合。分离出来的小管应该被打开且寻找活动精子。如果精子不存在,那么应使用更上

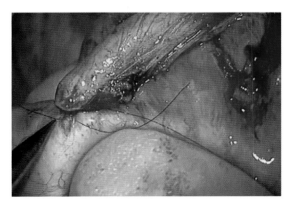

图 9.7　为了确保输精管到位, 需将输精管后壁的外膜用9-0尼龙线间断缝合到附睾的鞘膜上。外侧 2/3 侧壁的缝线未打结,这是为了方便通过附睾小管和输精管。

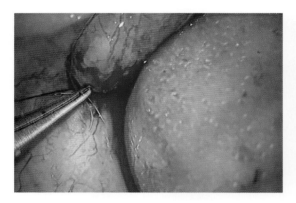

图 9.8　带有两个双端针的 10-0 尼龙线的被插入附睾管但不穿过小管。

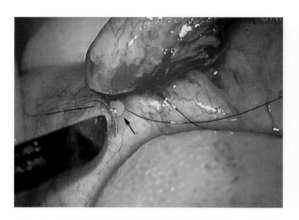

图 9.9　附睾小管被切开并使用血管导管吸出液体以证实精液(箭头)的存在。在进一步处理之前必须使用光学显微镜确认精子。除了管腔黏膜其他均被染成蓝色,可以采用亚甲蓝以确定小管的开口边缘。

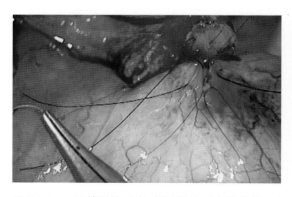

图 9.10　一旦精子被证实,便可把这两个附睾针(近端针)拉过来。在两边后壁(最靠近附睾),远侧针穿过黏膜到达肌层。

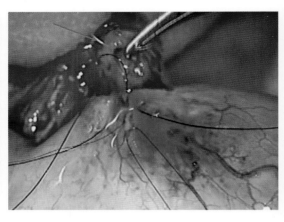

图 9.11　近侧针在前壁通过类似的方式穿过,即最远离附睾(红色箭头)。

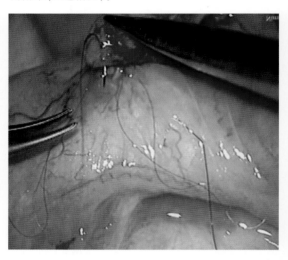

图 9.12　另外三条 9-0 尼龙缝合线用来将输精管的外膜缝合到附睾鞘膜的前壁。

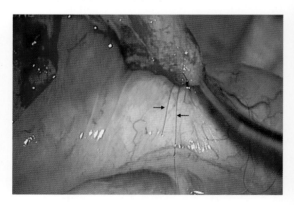

图 9.13　然后系紧 10-0 缝线(箭头),使附睾小管进入输精管管腔。这一步也可以先于前面缝的放置,这取决于医生偏好。

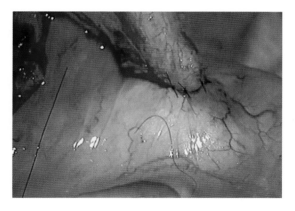

图 9.14　吻合后的最终外观。

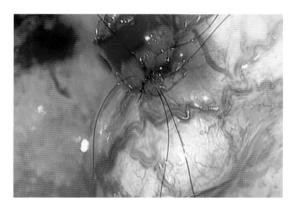

图 9.16　后面的缝线系好后再放前面的缝线。

游的小管(参见图 9.15、9.16 和 9.17)。

术后护理

　　阴囊支托应佩戴 5 天,以减少肿胀的程度,并确保吻合不受影响。冰袋可用于前 24 小时,以减少阴囊肿胀。3~4 周内患者应尽量避免射精,并告知患者,通常需要 3~18 个月射精中才出现精子。

经尿道切除射精管

　　术前使用经直肠超声观察前列腺和精囊以确定射精管闭塞。对射精管闭塞患者扩

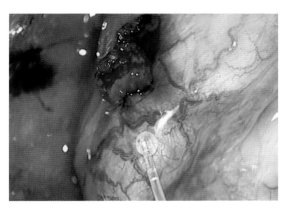

图 9.17　前面缝线已系紧。将输精管的外膜缝合到附睾的鞘膜,操作即完成。

张射精管和精囊。对于疑似病例或部分射精管闭塞,无论是术前诊断或术中协助指示切除的部位和深度均应采用精囊造影(图 9.18、9.19、9.20、9.21、9.22、9.23、9.24 和 9.25)。

风险

　　经尿道切除射精管的风险如下。由于为具有前列腺腺瘤的年轻患者手术,膀胱颈部和外括约肌间的距离较短。因此需仔细观察标记,避免无意伤害到这些结构。具体的风险是:

　　1.出血;

　　2.术后尿路感染;

　　3.复发性附睾炎;

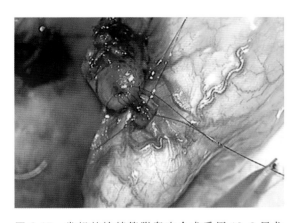

图 9.15　常规的输精管附睾吻合术采用 10-0 尼龙缝合线间断缝合切开的小管和输精管黏膜。5 和 6 之间的缝合线被用于黏膜吻合术。因为附睾小管是空虚的,这在技术上比套入缝合更难。如上所述,外膜缝合采用 9-0 尼龙线。

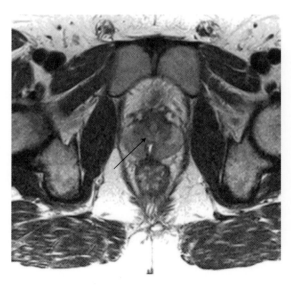

图 9.18 术前的 T2 加权的磁共振成像(MRI)扫描显示后一个中线苗勒管囊肿(箭头)。

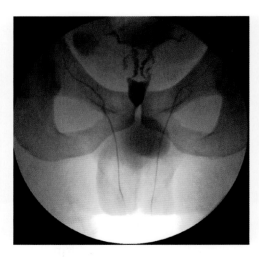

图 9.20 精囊造影显示中线苗勒管囊肿。精液小囊泡被 21 号千叶针刺破。对吸取精囊液进行光镜检测,发现不动的精子即可诊断阻塞。精囊注入稀释亚甲蓝和非离子型造影混合物。也可以给囊肿直接注入稀释的亚甲蓝。对比剂出现反流说明进入射精管。

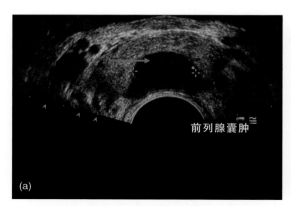

前列腺囊肿

(a)

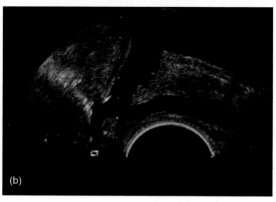

(b)

图 9.19 经直肠超声显示中线苗勒管囊肿以及进入囊肿的扩张射精管。(a)横向视图。(b)矢状图。

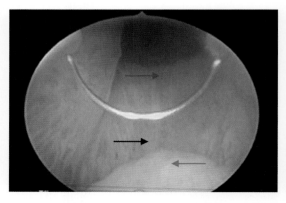

图 9.21 采用抗生素以应对尿路和结肠细菌。用 F-22 或 F-24 电切镜来切除覆盖囊肿的前列腺组织。可见膀胱颈部(蓝色箭头)。囊肿位于黑色箭头的水平。所述的精阜图中可见(红色箭头)。经直肠超声探针用于引导囊肿去顶。

4.精液稀薄;
5.如果不慎切除膀胱颈出现逆行射精;
6.由于外括约肌损伤导致尿失禁;
7.射精管狭窄。

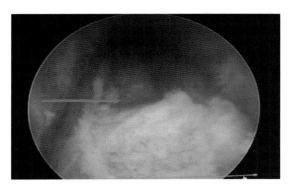

图 9.22 该囊肿顶部和部分精阜都使用纯切割电流切除。可看到亚甲蓝从囊肿流出。射精管闭塞患者,为打开射精管在精阜的区域进行类似的切除。在罕见的单边阻塞或沃尔弗管囊肿在精阜侧面进行部分经尿道切除射精管。

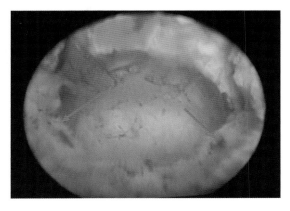

图 9.25 切除苗勒管囊肿后,射精管(红色箭头)被证明是通畅的。最后插入一个 18 –F 或 20–F 导尿管。在射精管区域应避免电凝热穿透(热损伤)以免出现狭窄。

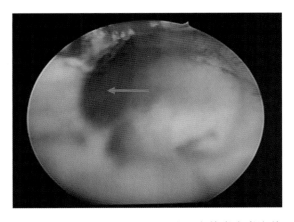

图 9.23 囊肿被去顶。亚甲蓝注入右精囊小囊泡并可见从右侧射精管流出(红色箭头)。

经皮附睾精子抽吸术(PESA)

该技术可在局部麻醉下进行,并且适合于因梗阻性无精子症接受胞浆内单精子注射(ICSI)的患者,不适合采用手术重建或者曾经历了一次不成功的重建。先天性双侧输精管缺失患者或既往经历了输精管切除术患者也适合该术式。附睾头在这些情况下因为扩张而容易触及。如果附睾头未触及,那么医生应通过睾丸探查与精子抽吸术(TESA)或睾丸探查与精子提取术直接从睾丸获取精子。

可选局部麻醉精索阻滞,因为在大多数情况下只需用一根针穿刺抽吸附睾。然而,精索阻滞能够控制术后疼痛,如果由于附睾抽吸不够或活动精子不足需继续手术时,还能进一步处理睾丸及附睾(图 9.26)。

睾丸探查和精子提取术(TESA)

梗阻性无精子症患者中大多数适合采用睾丸探查和精子提取术获得精子。虽然这种技术通常不作为首选的获得精子方式,但作为一个备选方法,可以用于经皮穿刺附睾精子抽吸术(PFSA)失败或不能射精时。

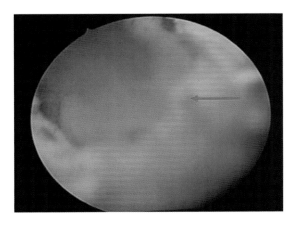

图 9.24 可看到亚甲蓝从左边射精管流出即确认通畅。

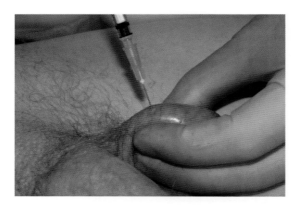

图 9.26 患者仰卧,外科医生站在患者左侧。用拇指和食指触诊附睾。其余的手指轻轻下拉睾丸以牵引。一个 25 号针或蝴蝶针连接到一个 2mL 的带精子缓冲液的注射器,当针插入附睾头时进行抽吸。

TESA 可在全麻或局麻下进行。患者仰卧位。精索阻滞用于局部麻醉病例,术后也利于镇痛(图 9.27)。

显微外科附睾精子抽吸术(MESA)

从附睾管直接吸入精子可用于多个体外受精胞浆内单精子注射周期。这一技术主要用于梗阻性无精子症。该术式在全麻或脊髓麻醉下进行(图 9.28)。

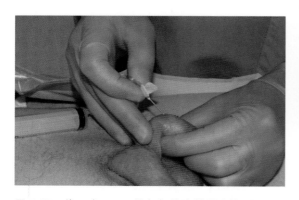

图 9.27 将一个 20mL 的鲁尔锁注射器连接到 21 号蝶形针上。抬起睾丸,针直接插入睾丸体内变换方向抽吸睾丸,同时注射器保持负压。该方法从睾丸体抽吸曲细精管,其中可找到精子。

非梗阻性无精子症

睾丸探查与精子提取术(TESE)

睾丸探查与精子提取术(TESE)用于非梗阻性无精子症(NOA)患者或是通过经皮附睾精子抽吸术(PESA)或显微外科附睾精子抽吸术(MESA)取精失败的梗阻性无精子症(OA)患者。

手术应在全身麻醉下进行,虽然局部麻醉下也可进行(图 9.29)。在白膜上行小的横切口,避免了白膜下血管的损伤。小型活检在这些区域进行,并进行精子分析。进一步的活检按照 Bouin 的方法进行组织学分析。因为具有组织学相关性,当获取精子失败时,这就成为一个重要的方法。

微切口睾丸探查与精子抽吸术

因为从少量的睾丸组织中取精具有较高的成功率,非梗阻性无精子症采用微切口睾丸探查或精子抽吸术(micro-TESE)的病例日益增加,成为外科手术取精的主要术式。在全

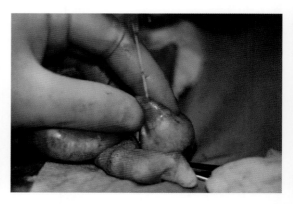

图 9.28 通过中缝切口暴露睾丸与附睾。在附睾鞘膜做一个小切口。附睾小管是孤立的,在小管上做一个小的纵切口。使用留置针吸入内容物。使用光学显微镜观察内容物,了解精子运动。如果没有发现足够的精子,打开附睾体上部更多的小管,直到获得足够的精子。附睾小管用 10-0 尼龙缝线缝合,鞘膜用 9-0 尼龙缝线缝合。

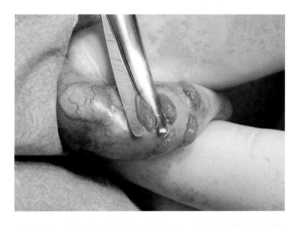

图 9.29　在阴囊中缝行正中切口。打开鞘膜,取出睾丸。采用 15 号手术刀在白膜上平行于 subtunical 白膜下血管行小切口。曲细精管被取出并放置到精液 medium 介质中。增加切口直至获得精子。采用 4–0 聚乳糖缝线关闭白膜切口。图片经 David Ralph 的允许转载。

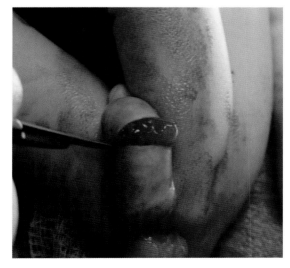

图 9.30　采用阴囊中线切口并通过阴囊切口取出睾丸,在 equatorial incision 睾丸中部血管之间横向切开白膜上。

身麻醉下进行手术,并利用高倍手术显微镜(15×~24×),以识别睾丸内扩张的曲细精管,具有更高的发现精子的概率。手术在全麻下进行(图 9.30、9.31、9.32 和 9.33)。

手术风险

　　睾丸取精:

- 出血;
- 伤口感染;
- 睾丸萎缩;
- 后期性腺功能低下。

　　PESA/MESA:

- 附睾炎;
- 附睾梗阻。

　　输精管吻合:

- 精子肉芽肿;
- 睾丸动脉损伤。

显微外科经腹股沟精索静脉曲张结扎

　　有许多精索静脉曲张的治疗方案可供选择(表 9.5)。这些术式中的复发率最低的是采用显微外科的经腹股沟术式 (图 9.34

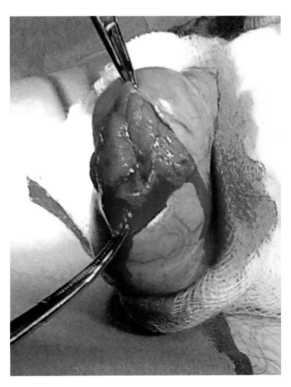

图 9.31　用两把止血钳夹到白膜以牵开睾丸。

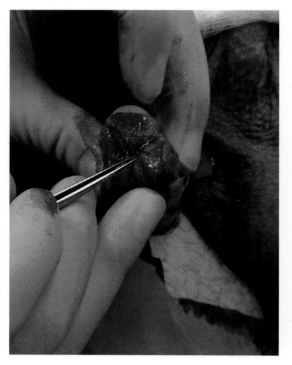

图 9.32　在血管之间的无血管区小心地切开细精管。切开单个的小管并从那些扩张最明显的和最不透明的小管进行采集。然后在光学显微镜下进一步切开并分析,以确认精子存在。一旦精子已被确认,手术即结束。如果没有找到精子,进一步切开睾丸网,必须小心地进行分离,以避免损伤睾丸血管。

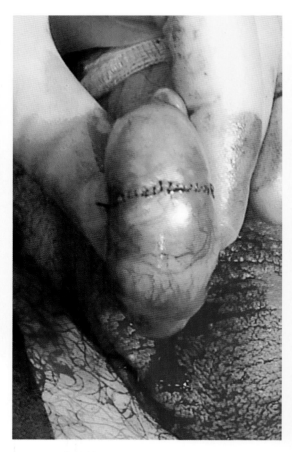

图 9.33　白膜使用 4-0 polyglactin 缝线关闭,行连续的或间断缝合。

和 9.35)。

手术风险

　　手术风险包括复发或持续的精索静脉曲张、鞘膜积液的形成及睾丸梗死。

结论

　　手术治疗男性不育症取决于下面的因素。ICSI 胞浆内单精子注射的日益普及已经让先前确信不育的男性能生育。采用内镜或显微外科技术进行重建或将可能让梗阻性无精子症男性自然生育。

表 9.5　常用的精索静脉曲张治疗方法
x 射线下介入逆行栓塞
经腹股沟结扎(改良 Ivanissevich 法)
腹膜后高位结扎(改良 Palomo 法)
显微外科经腹股沟法
腹腔镜或机器人辅助结扎

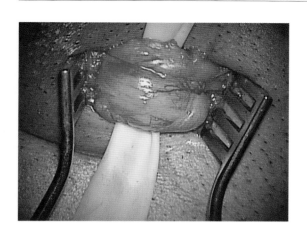

图 9.34　采用经腹股沟切口在腹股沟浅环暴露精索。精索下方放置卷烟式、引流管。

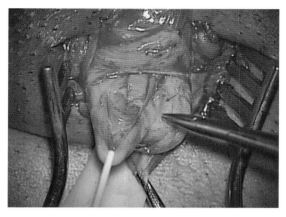

图 9.35　该术式为显微手术,涉及分辨及结扎睾丸静脉,需保留输精管(白色圈)、动脉、神经和淋巴管。除了供应输精管的静脉,其他静脉(蓝色箭头)被结扎,以预防静脉栓塞。

（侯瑞鹏　译　刘大振　校）

第 10 章

尿道重建和人工尿道括约肌

Daniela E. Andrich, Anthony R. Mundy

University College London Hospitals, London, UK

尿道重建

尿道分为两部分：一部分位于尿生殖膈上面的后部，其被膀胱颈、前列腺和尿道括约肌包绕；另一部分位于尿生殖膈下，被尿道海绵体包绕(图 10.1)。后尿道分为前列腺前部、前列腺尿道和尿道膜部；前尿道分为球部尿道、阴茎或者尿道悬垂部和尿道舟状窝部。统一描述尿道各部的术语利于临床进行尿道病理学和手术学的讨论。

尿道狭窄是常见的，随着年龄的增长，在65 岁年龄段，发病率达到 1/1000。

临床特征

从历史上来看，在抗生素广泛使用之前，大多数的尿道狭窄都和淋球菌性尿道炎有关。现在发达国家多为特发性、创伤性和炎症性的尿道狭窄。损伤包括了腔镜手术术后的外科创伤、导尿术和阴茎折断后的外部创伤、骑跨伤致尿道球部的损伤、骨盆骨折相关的尿道近端的损伤。硬化性苔藓病能够导致尿道舟状窝的闭塞性纤维化和剩余前尿道的严重狭窄(图 10.2)。

尿道重建手术要遵循两个基本原则。首先是疾病的病因和病生理特点影响手术治疗的选择。外在创伤导致缺血性坏死引发严重

的海绵体纤维化通常会影响整个尿道壁 (图10.3)。在一些骨盆骨折致尿道损伤的情况下，完全的尿道破裂后两端回缩会导致血肿吸收后出现纤维化的缺损。另一方面，特发性的尿道球部狭窄仅引起轻度的海绵体纤维化，而尿道海绵体的主体部分血供仍旧完好。

影响尿道狭窄治疗方式选择的第二个因素是狭窄段的长度。在特发性狭窄中，受累尿道长度越长，长段尿道壁发生纤维化的可能性就越大，对腔镜处理(尿道扩张术或尿道切开术)的反应就越差。

然而，对于一个短的锐性特发性尿道球部狭窄有症状的患者来说(通常术前通过侧位的尿道造影或者尿道超声评估)，在导丝引导下尝试进行尿道扩张或者尿道内切开进行首次治疗可能是一种合理的选择。门诊或者日间病房在局部麻醉药物凝胶表面麻醉下可以进行导丝引导下的尿道扩张。通过选用粗细适合的尿道探子，逐渐分开狭窄的尿道海绵体纤维化部位，损伤尿道的可能性较低。

这通常会导致轻度的尿道出血，术后导尿通常没有必要，或者如果需要的话可以在次日拔除。内镜下尿道内切开只能在全麻下进行，会导致较明显的创伤。这不仅导致进一步的并发症，比如尿外渗、尿道周围脓肿，尿道狭窄段的程度可能加剧(图 10.4)，从而延长患者的带管时间，而如果尿道狭窄首先采

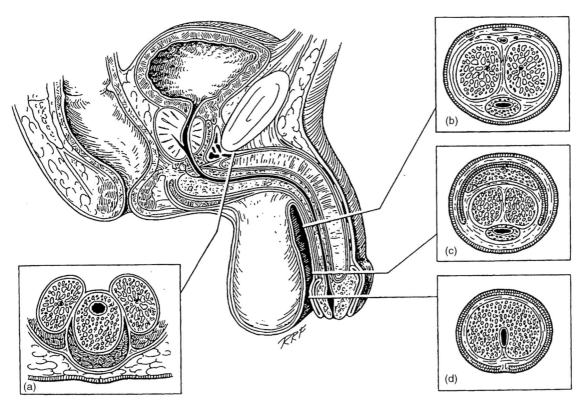

图 10.1　尿道解剖和尿道海绵体的关系。(a)海绵体是环绕尿道球部的增厚组织,每一侧都被球海绵体肌包绕。(b)在阴茎尿道海绵体中部比球部要细一些。(c)阴茎头部的阴茎远端尿道。(d)龟头包绕尿道舟状窝。(来源：Complications of interventional techniques for urethral stricture. In Complications of Interventional Techniques. (1996) Carson CC (ed), lgakuShoim, New York, p. 90.)

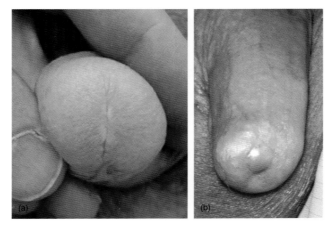

图 10.2　硬化性苔藓病的程度分级。(a) 非常轻微,影响尿道外口边缘。(b)冠状沟消失,包皮和冠状沟融合,龟头萎缩,严重的苔藓样纤维化,尿道舟状窝消失。

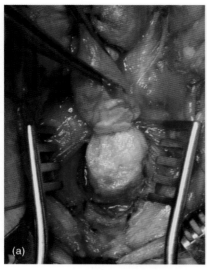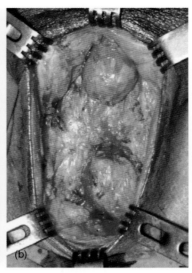

图 10.3　创伤性球部狭窄。挤压伤导致尿道壁全层的纤维化(a)。另一严重病例,受累坏死阶段的吸收导致完全吸收缺损(b)。

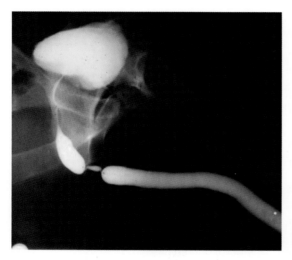

图 10.4　尿道球部狭窄进行直视下尿道切开,术后反而形成了更长的念珠状狭窄。

用尿道扩张术的话持续导尿是不需要的。如果尿道球部狭窄失败了,尿道成形术成为远期治愈效果最佳的选择。

术前评估

尿流量测定显示排尿平台期延长,提示

可能存在潜在尿道狭窄的诊断。尿道的影像学检查包括逆行和顺行尿道造影来显示狭窄的部位和长度。尿道造影同时可显示尿道瘘和尿道憩室。采用 7.5MHz 转换器探头的超声检查可以提供海绵体纤维化的进一步的证据。

同时应当记录患者术前的勃起功能。

手术治疗

手术方式的选择决定于狭窄段的部位和长度。由于尿道狭窄部位解剖的不同要求手术医生应当制定各种不同手术预案。尿道重建的治疗目标是恢复尿道正常管径从而实现正常排尿。通过切除吻合技术或者转皮瓣或移植皮瓣等转移组织来达到长期的成功治疗目的。

手术风险

- 复发性尿道狭窄;
- 尿道海绵体出血;
- 尿道瘘;

- 采用带毛发的皮肤作为尿道重建材料会出现毛囊球；
- 术后尿频，尿滴沥；
- 勃起功能障碍。

患者准备

术前应当对影像学资料做综合分析。如果采用带毛发的皮肤作为修复材料应该进行术野备皮，并使用术前抗生素。对于任何经会阴的手术，包括球部尿道修复或者尿道人功能括约肌置入，我们的做法是采用低位的截石位，下肢穿 Yellow Fin 靴子和充气式压缩弹力袜（图 10.5）。

手术方法

经会阴入路的球部尿道手术

通过阴囊根部中线的会阴切口暴露球部尿道，直达肛门前 2cm。切开皮下脂肪和

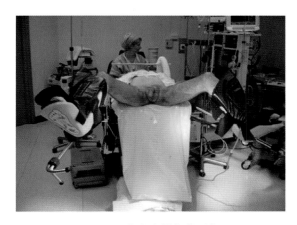

图 10.5　患者取低位截石位。

Colles 筋膜，沿中线打开球海绵体肌。在狭窄段部位从 Buck 筋膜附着部位把尿道分离出来（图 10.6）。在特发性狭窄中，狭窄段可以从背侧切开，评估测量狭窄段长度后切开，进行精细的支持缝合（图 10.7）。外科医生需要对照尿道造影的影像来确定切除长度范围。

对于骨盆骨折导致的尿道狭窄，通过分离会阴中心腱从球部一直游离到尿道膜部。

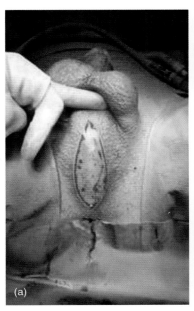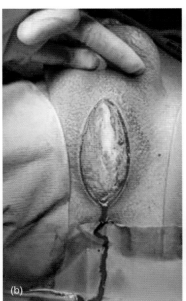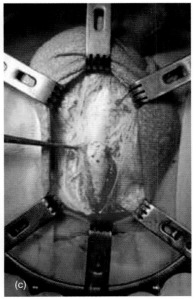

(a)　　(b)　　(c)

图 10.6　切开皮肤和皮下组织，沿中线切开球海绵体肌。

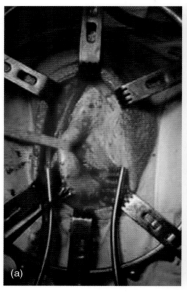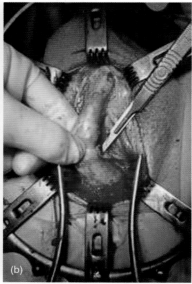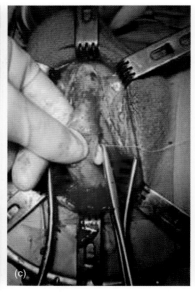

图 10.7　分离尿道球部。狭窄段以 20F 尿管提起，从背侧切开。

特发性尿道球部狭窄的尿道成形术

在尿道狭窄段很短的情况下往往一次尿道成形术就能解决问题，做纵行的尿道狭窄段背侧切开，暴露正常的两端尿道壁，然后通过水平间断缝合使尿道恢复到正常的管径（图 10.8）。

然而长段的尿道特发性狭窄（图 10.9），特别是近段和中段的球部尿道（特发性尿道球部狭窄的最常见部位），适合进行黏膜吻合

的方法，具体方法是切除海绵体瘢痕，保留腹侧正常的尿道海绵体，从而保护腹侧球动脉供应支的完好。采用 5-0 polyglactin 线将黏膜间断缝合，结打在尿道腔内，缝合时可将黏膜下海绵体适当带一点以避免缝线的切割作用。吻合口的最后封闭采用横向缝合，把结打在外面（图 10.10）。对于传统的尿道离断再吻合需要游离尿道，与传统手术相比，这种术式对尿道游离的所需长度相似。对于长段的尿道狭窄，如果需要的话可以游离整个尿道海绵体来缩短球部尿道中段的自然曲线以达到

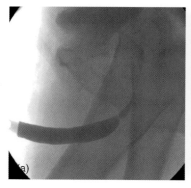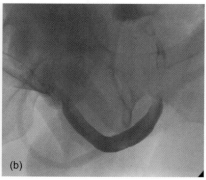

图 10.8　(a)术前和(b)术后特发性尿道球部短狭窄接受成形术治疗前后的尿道造影。

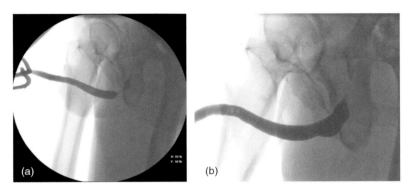

图 10.9　长段的尿道球部的狭窄,采用黏膜端-端吻合的方式来保留其腹侧的海绵体血流。

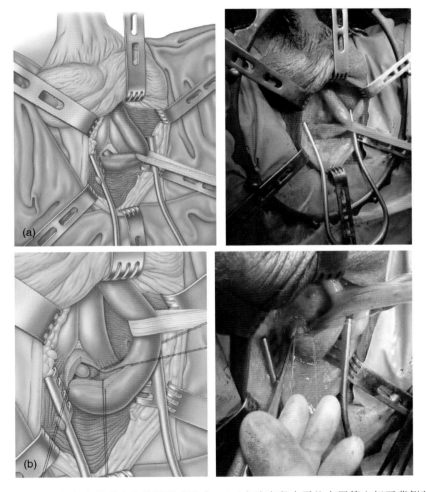

图 10.10　尿道球部的非离断式黏膜吻合的尿道成形术。(a)在狭窄段水平垫在尿管上切开背侧狭窄段。(b)留置牵引线评估海绵体纤维化的长度。(c)手术刀切除海绵体纤维化部位,保留腹侧的正常海绵体完好后,间断缝合黏膜,结打在尿道腔内使黏膜对合。(d)间断横向缝合纵行切开的背侧狭窄切开部位,结打在尿道腔外。(来源:Andrich DE, Mundy AR. Non-transecting anastomotic bulbar urethroplasty: a preliminary report. BJU Int, 2012; 109: 1090 - 1094. Reproduced with permission of John Wiley & Sons Ltd.)(待续)

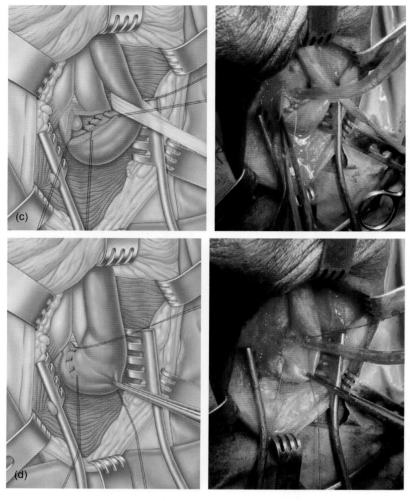

图 10.10　**（续）**

无张力吻合的目的。黏膜吻合完成后,无狭窄的腹侧海绵体进行锁边缝合。对于有尿道下裂修补手术的患者,保留其腹侧海绵体的血流有重要意义,因为其逆向的血流供应是有损害的。

对于长段的球部尿道狭窄(图 10.11),应用颊黏膜补片修补,能够使其狭窄的尿道恢复正常。

并非罕见的情况是术中发现狭窄段的长度要比预期的长很多,这种情况往往存在于病程较长的患者,近端出现了鳞状化生,而且发生在距离精阜数毫米的部位。

非离断式背侧狭窄段切开的方法能够使外科手术具有灵活性,能够进行相应的调整以应对术中发现。

移植物的应用能够最大限度地减少术后尿滴沥的发生。

理论上说,尿道狭窄的切开在背侧、腹侧、侧面或者背侧腹侧结合的方法都是可行的。所有的方式都尝试过,作者主张选用背侧切开的方法,因为这种术式最大限度地减少了术中出血。从白膜和后面的球海绵体肌的解剖角度来看也支持这种背侧切开的方式(图 10.12)。在移植物放置到位后,尿道的边

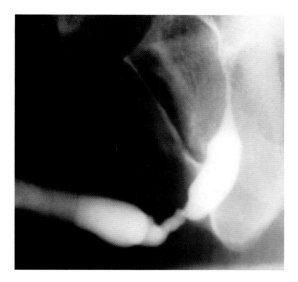

图 10.11　尿道造影显示患者经历了 3 次腔镜下内切开手术后出现长段的球部狭窄,影响尿道远端和中部球部。

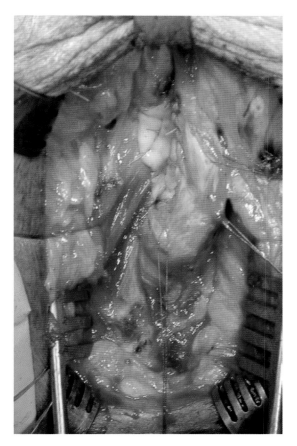

图 10.12　非离断式背侧颊黏膜补片修补移植物(BMG)球部修补术。球部尿道已经游离,背侧 BMG 补片已经放置到位。

缘和移植物边缘即可进行缝合。

在一些罕见的情况下,如经尿道前列腺电切术切除前列腺尖部远端过度,往往引起距离外括约肌很近的球部狭窄,采用腹侧的补片修补可能更为合适,因为尿道外括约肌呈马蹄形分布。当颊黏膜取材不富裕的时候,舌黏膜可能是一种更为满意的选择。

在更复杂的病例中,比如再次手术的尿道成形术,还有合并感染的病例中,采用带蒂的阴茎皮肤可能更为合适。通常是因为这种情况下不适合移植物的方法,因此采用带血供的自体皮瓣能够提供更好的治疗效果。20~30 年前,这种方法是标准的尿道成形术方法,但今天几乎完全被颊黏膜移植补片的方法所替代。

创伤性尿道狭窄的尿道修补术

在创伤性尿道损伤中,会出现纤维瘢痕的阻塞而非真正的狭窄(见图 10.3)。切除纤维组织后尿道两端修剪为斜面,然后用可吸收线进行间断 6 针的缝合(图 10.13)

偶尔会出现在切除狭窄的组织后,即使完全游离尿道球部也很难做到无张力吻合。这种情况下,背侧尿道断端的斜面的缺失可以采用皮片移植物的方式来填补,进行扩大的吻合修补(图 10.14)。

切除和端-端吻合的方法通常用于尿道球部的狭窄和破裂,但其本身不能用于所有的骨盆狭窄所致的尿道狭窄,特别是在侧面挤压致骨盆骨折伤的患者,下方的耻骨支骨折挤压导致近端球部尿道不同程度的破裂,从而引起尿道膜部和近端球部的破坏。如果残留的尿道球部长度过短,这种情况下,可以通过分离股间平面来减少球部尿道的自然曲

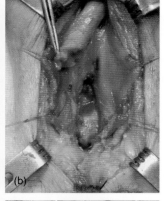

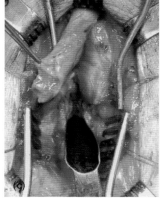
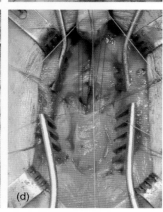

图 10.13　尿道球部离断式的端–端吻合。(a)游离尿道球部。(b)尿道在狭窄水平切除。(c)两端都剪成斜面。(d)6 针间断缝合进行吻合（5–0 Vicryl 线）。

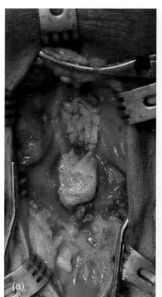
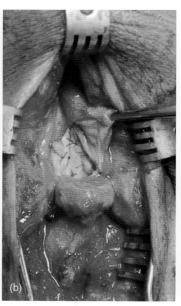
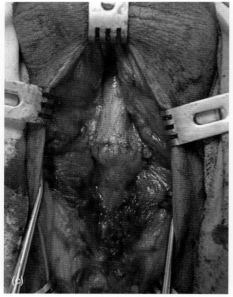

图 10.14　采用背侧 BMG 补片的方式进行尿道球部的扩大吻合术。(a)背侧两端的斜面以小片的颊黏膜填补。(b)腹侧的半周采用 5–0 polyglactin 线进行间断的吻合。(c)背侧尿道斜面端与移植物进行缝合。

线,这是尿道球部曲线形成的首要原因。如果仍然不奏效,可以楔形切除耻骨下弓,这是球部曲线形成的另一个原因。偶尔情况下,因为股间平面只能最多游离到阴茎体交叉部位的前面,尿道需要重新沿阴茎角游离,而非按照正常解剖结构位置,来进行尿道膜部或者前列腺尖部的吻合(图 10.15)。

狭窄段越长,剩余的中部尿道球部就不得不越拉伸来和前列腺尖部进行端-端吻合,这可以通过耻骨下支部分切除后,阴茎体的游离和阴茎角的重新移位来实现。

在创伤性狭窄情况下,总的原则是,进行吻合的尿道成形术,切除狭窄部分进行完好尿道的端-端吻合,能够达到最好的效果且并发症最少。

阴茎体部尿道成形术

阴茎体部尿道狭窄有时是很简单的,与导尿术有关。在这种情况下,一种 Orandi 型的皮肤瓣是完全适用的。术中腹侧皮瓣补片,带肉膜蒂的皮瓣游离后直接覆盖在尿道上翻转,来重建恢复尿道到正常管径(图 10.16)。硬化性苔藓病是皮瓣修补的手术禁忌证。

阴茎体部尿道狭窄更常见的原因是由于尿道下裂手术修补失败,或者继发于硬化性苔藓病,或者可能是特发性尿道狭窄。对于局限都在尿道外口的病例,尿道外口切开是适合的。除非尿道舟状窝感染,否则可以采用一

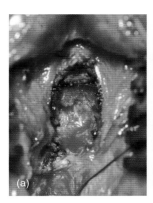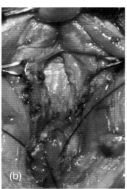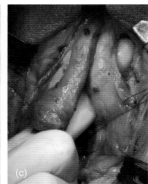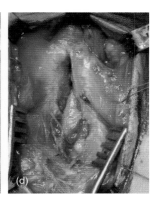

图 10.15　球部尿道的进一步移位方法。(a)游离阴茎体暴露背静脉。(b)耻骨下支部分切除。(c)截骨术形成容纳移位尿道的沟槽。(d)剩余中段球部尿道的最大限度的游离,以使桥接前列腺顶部的间隙达到无张力吻合。

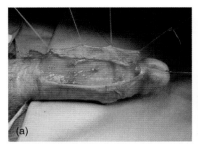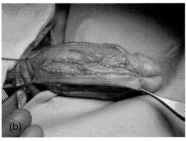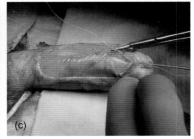

图 10.16　应用 Orandi 皮瓣的阴茎体部尿道成形术。(a)游离所需长度和宽度的皮瓣,以便把狭窄段扩大到正常管径的粗细(约 24-26F)。(b)将腹侧打开阴茎体部尿道狭窄段与一侧皮瓣边缘缝合。(c)将皮瓣的另一边缝合到翻转黏膜的尿道边缘。

期的 BMG 嵌入法进行尿道的修复成形术 (图 10.17)。

切除病变尿道舟状窝的尿路上皮和纤维组织,清理拓宽阴茎头的裂缝,采用 BMG 进行重新上皮覆盖,然后一期缝合。然而,对于狭窄范围累及冠状沟的阴茎体部尿道狭窄,二期修复更为安全。

大多数补救性尿道下裂手术和硬化性苔藓病的问题常常是狭窄段超过阴茎头部尿道,更靠近阴茎体近端。由于阴茎体部的海绵体相对于球部海绵体来说较薄一些,因此修补手术更为困难(见图 10.1),没有合适的一期皮瓣移植修补的空间。

尿道下裂修补术中往往缺少肉膜层,而肉膜层可以用来覆盖和支持修补部位。另外,常常需要切除新生尿道,一期的卷管成形手术无论是移植物还是皮瓣,效果都不好。

因此对于远端的阴茎体部的修复手术,从阴茎体的任何部位到尿道外口的狭窄都要分两期进行手术更为安全。一期首先准备移植皮瓣,二期卷管成形,关闭肉膜和皮肤来覆盖吻合口(图 10.18)。

手术步骤分为两步,首先在狭窄的尿道段做一个腹侧的纵向切口,沿中线游离肉膜,于腹侧切开狭窄尿道直到正常的尿道端。切除原先的尿道下裂修补的皮肤卷制的管状结构,采用 BMG 的方法来建立一个新的尿道结构。

通常有必要对龟头的裂隙进行拓宽拓深,以建立一个满意的龟头部的尿道和尿道口。采集足够长度的颊黏膜(图 10.19),如果有必要的话可以采用舌黏膜代替。龟头的尿道海绵体提供了很好的支持。狭窄段更靠近阴茎体的话,以切口为中心可以将移植物被覆在白膜上。在中线两侧将肉膜平移过来填充在移植物和白膜中间利于二期手术时卷管。进行加压包扎,置入尿管(图 10.20)后患者可以出院。加压包扎一般在 4 天左右拆除,尿管 1 周后拔除。

二期手术要等到 4 个月以后,移植物看起来生长良好,柔软适宜下一步手术过程。4 个月是最早的手术期限,因为这时移植物可能还有充血表现。二期手术可随时进行,实际上在会阴尿道造口之后,一些患者对于免除排尿困难感到很高兴,如果不是临时的尿道会阴造口术,这些患者乐于保持第一阶段的状态很长时间(尽管术前的咨询中应该包括采用会阴部尿道造口术作为一种治疗的选择,这样可以避免不必要的皮瓣移植)。

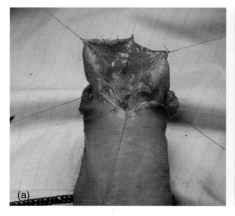
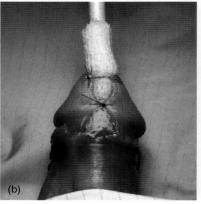
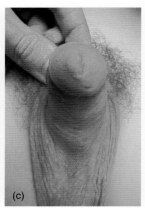

图 10.17　一期的 BMG 置入成形术。远端的硬化性苔藓病仅累及尿道舟状窝。(a)切除病变尿道和闭塞的舟状窝,加深龟头的裂缝,采用 BMG 补片进行重新上皮化。(b)术后 3~4 天进行加压包扎以保护移植物。(c)术后 3 个月的龟头和尿道重建效果。

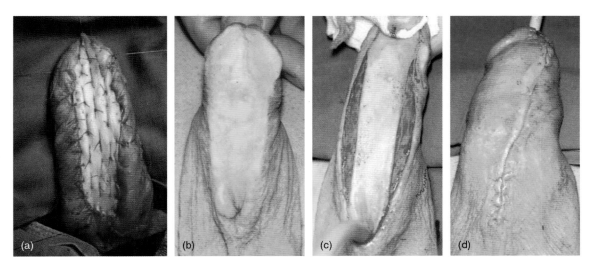

图 10.18　分两期的阴茎体部尿道成形术。**(a)** 一期：显示颊黏膜片移植物取代老的瘢痕的尿道下裂管状修复组织上形成新的尿道平面。**(b)** 经过 4~6 个月后移植物皮片和周围生长良好。**(c,d)** 二期：移植皮片两侧切开进行卷管成形后形成新的尿道结构：黏膜、肉膜、皮肤共三层。

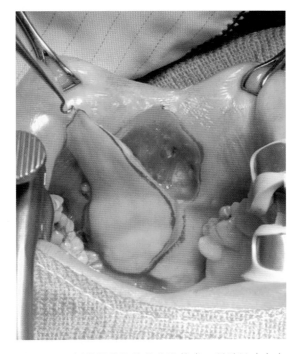

图 10.19　颊黏膜移植物的获取技术。所需尺寸大小的口腔黏膜获取过程：宽度通常是 25~30mm，长度是需要的新尿道的长度。如果需要的话可以收集两条颊黏膜。由于移植物是全层皮片，也不应有意识地拉伸和戳孔。一侧颊黏膜的尺寸通常是 6cm×2.5cm，除非根据切除范围进行调整。

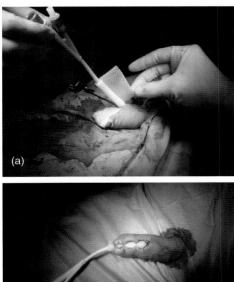

图 10.20　加压包扎技术。**(a)** 使用 Mepitel™ 敷料，一种非粘连硅树脂材料，增加 16F 尿管的直径到大约 24–26F，以便使移植物得到轻微压迫。**(b)** 皮肤边缘（包括少量移植物组织）紧贴不可吸收材料面进行拉拢缝合。

二期手术时沿着移植物下的肉膜层分离这样就能使新尿道更容易卷管成形或者更精确地卷成椭圆截面的管形。最重要的是要保证新尿道的皮瓣要有足够的宽度。作者推荐从尿道造口处到龟头全长至少在 2.5cm 以上，除非患者阴茎过小，这样管径可以相应缩小，但不宜低于 20F。移植物卷管成形后，形成的管径往往低于术前的预估。如果颊黏膜移植物宽度小于 2cm，当移植物过硬或者有结节的话，往往会导致成形术失败的结果。移植失败不得不重新手术，所有过程重新再做一遍。

在关闭缝合的时候黏膜进行外翻缝合是很重要的，以减少尿瘘的风险，尿瘘是这种手术最常见的并发症。

远端龟头分离出新鲜组织创面以便关闭海绵体。在冠状沟及以下水平，新尿道的缝合线需要以肉膜层覆盖，尽可能宽地分离肉膜以便使其覆盖在尿道和皮肤之间。

尿管应留置数周直到伤口看起来完全长好，由于生长是在尿道内部，无法直视。如果有怀疑的话可以进行尿道造影来确认伤口愈合。

挽救性手术

有时需要进行挽救性手术，而这种手术往往都是具有挑战性的。前尿道狭窄的最简单的挽救性手术是行会阴部的尿道造口术。手术的关键技巧是要将皮瓣无张力下移到尿道狭窄尿道处，而不是把尿道强行牵拉到皮瓣表面，否则这种情况下通常存在吻合的张力，导致以后的尿道狭窄。采用倒 U 形的会阴切口，肉膜层进行游离，狭窄段越近，所需的皮片就越长。对于一个靠近尿道近端球部和尿道膜部的高位会阴造瘘，可能需要一个倒 U 形的 7~8cm 中轴长度的皮瓣，如果患者肥胖的话所需皮瓣更长。

另外对于挽救性的手术没有预定的手术模式，尿道外科医生需要选择对于个体患者最好的手术方式。总的说来，如果是长段的狭窄，一期进行尿道球部的移植物补片修补，再加上二期采用移植物或者皮瓣的阴茎头部分狭窄的分段分期修补手术是一种选择。对于长段的狭窄，当没有其他选择时可以采用全长袋形缝合术，即在腹侧切除狭窄段到尿道边缘后缝合皮肤。二期可采用尿道周围的皮肤条进行重新的尿道卷管成形，这种皮肤条组织可以通过尿道的血管重建而获得血运。

另一方面，除了全厚移植的生殖器皮瓣外，阴茎的皮瓣使用要优于阴囊的皮瓣，颊黏膜移植物优于游离皮瓣。

网格的或者分层厚皮移植片，分期尿道重建和很多并发症有关。特别是当分层厚皮移植片在愈合过程中，收缩的时候会导致阴茎曲度改变。

术后随访

通常我们会强调对普通尿道狭窄患者的随访。实际上一些外科医生采用的是非长期随访，仅仅告诉患者复诊，看这些患者有无排尿问题。我们推荐在患者完全恢复 3~4 个月，1 年后时进行尿道造影和尿流率测定，检查结果是否正常。如果这个时期随访的尿道造影结果是正常的，那么在以后的随访期内很少出现问题。如果造影显示有明显的管腔狭窄，但患者无症状（通常狭窄管径小于 10F，直到患者出现下尿路症状），需要告知患者以后可能出现的问题，可能需要进一步的治疗。很显然，如果患者出现症状，那么就需要开始后续治疗。

患者报告尿道成形术结果问卷（PROMS）、最近已制作完成，必将成为此类患者临床随访的一种有效方法。

人工尿道括约肌

美国医药公司（American Medical Systems）

生产的 AMS800™ 装置是最常用的植入式人工尿道括约肌。还有两种装置可供选择：瑞士生产的 Zephyr™ 和英国生产的 Flowecure™。

任何假体的植入都必须在无菌条件下植入，要保证术前尿液的无菌性。如果存在任何细菌的菌落（如抗甲氧西林金黄色葡萄球菌）都应该使用氯已定擦洗手术部位，每天 2 次，使用莫匹罗沙星软膏（百多邦）涂抹术野 5 天完成备皮。这也能减少表皮葡萄球菌的菌落数。

AMS800™ 有压力调节球、控制泵和袖套三个独立的组成部分，都采用硅胶制造，通过咬合开关连接（图 10.21）。这个装置充满了等渗液体。基本原理是由控制泵（图 10.21，黑色箭头）通过调节袖套（图 10.21，红色箭头）内液体充盈或排空，从而压迫或开放膀胱颈或球部尿道（最常用部位）达到控制排尿的目的。如果患者有排尿感觉，就挤压调节泵，这样就使得液体逆行回到压力调节球，从而松弛尿道完成排尿，排尿结束后调节泵内的缓慢释放瓣膜会重新把液体充盈到袖套，这就保证了患者排空膀胱。

植入方法

近来采用了经阴囊切口的假体植入手术

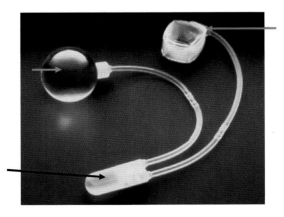

图 10.21　AMS 800™ 人工尿道括约肌组件包括袖套（红色箭头）、压力调节球（蓝色箭头）和控制泵（黑色箭头）。

逐渐引起人们的兴趣，但这种方法有套袖植入过远而压力调节球植入位置不当的风险，因此选择两个独立的切口：一个放置套袖；另一个放置调节球和调剂泵，是最好的选择。

在进行恰当的术前准备铺单后，选择球部尿道中段位置，采用经会阴的正中切口。作者使用了 ChloroPrep™ 作为皮肤的消毒剂，在麻醉诱导期给予患者预防性地使用抗生素，术后 24 小时内再给予两次的药物剂量。植入 20F 的尿管通过尿道以确认膀胱出口的足够管径粗细，然后更换为 16F 的硅胶尿管，这根尿管术后要留置到 24 小时。通过皮肤、皮下脂肪、Colles 筋膜和球海绵体肌后暴露尿道球部，从背侧附着的阴茎海绵体上充分游离尿道海绵体，指导允许直角夹通过，打开 1~2cm 间隙以放置套袖。用提供的测量带绕过尿道检查尿道是否充分游离并测量尿道的周径（图 10.22）。作者从来没有置入过小于 4.5cm 的套袖，目的是为了保证在术后能够进行尿道内镜的检查。

对于球部尿道括约肌植入来说，压力调节球的压力范围在 61~70cm 水柱左右。决定了套袖的尺寸和压力范围后，使用提供的专用注射器对这套装置进行等渗液体的预处理（作者使用 57mL 的碘海醇溶在 60mL 的注射用水中，利于术后观察位置）。所有配件都排空空气，等渗液体预处理，套上皮胶管的蚊式钳夹闭管路。

通过挤压安装在阀门系统的按钮能够使压力泵在夹闭管路之前不发挥作用。通过将一个小的插销推入阀门系统使之停止工作。这样液体就不能在压力调节球和袖套之间流动，袖套保持空虚允许作用在手术部位逐渐膨隆保持足够压力，直到通过移除插销，挤压压力泵而激活这个装置。

当所有的这些部件都预处理之后，首先植入袖套，围绕尿道包裹，放置到位。管路沿尿道、精索放置并进入腹股沟（图 10.23）。腹股沟切口选择以内环为中心，逐层切开保留

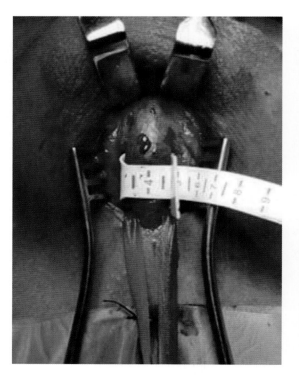

图 10.22 经会阴切口暴露尿道球部，并将其从阴茎海绵体表面充分游离下来。再用测量带测量尿道周长，然后就可以植入袖套了。

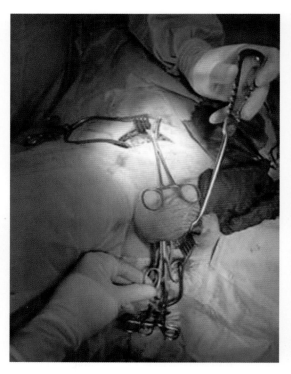

图 10.23 当袖套咬合到位后，继续在深环上方做腹股沟切口，并将管路放入腹股沟管。

腹膜外和腹膜的平面。然后在这个位置植入压力调节球（图 10.24）。球内充溢 20~22mL 的等渗液体。夹闭连接压力调节球的管路并理顺管路全长。关闭腹外斜肌腱膜 1~2 针。

从阴囊进入腹股沟的袖套管路同样要理顺全长。通过腹股沟切口，在阴囊进入肉膜囊内建立一个平面。当最低位的阴囊内肉膜囊建好后，置入压力泵（图 10.25）。如果位置正确的话，通过皮肤表面很容易看到关闭装置的按钮，分别通过睾丸和精索很容易对这些装置进行调整。如果位置不正确，装置将与睾丸发生粘连，术后很难调整位置。压力泵放置妥当以后，通过皮肤以无损伤的 Babcock 钳夹闭其上的管路，以便在随后的调整中保持其位置（图 10.26）。所有管路都应理顺全长。

所有部件都放置到位后，剪去过长的管

路，在各部件没有多余管路但也没有张力的情况下顺利连接。各个颜色的部件使用咬合铰链进行连接的，通过公司提供的快速连接配件和构造钳来完成连接。重要的是在连接过程中不能出现空气、血液或者其他杂质进入管路，管路的端孔必要保持干净，连接过程要把可能的污染物冲洗干净。连接完成后分层缝合伤口。不必放置伤口引流，避免出现伤口污染。

持续使用预防性抗生素 24 小时。术后第一个早晨拔除尿管，随后进行随访。通常在术后 4~6 个月的时候可以进行压力泵的挤压，激活装置，了解是否出现不能耐受的不适。除非术后压力泵周围的组织肿胀完全消失，不要激活装置，这能确保没有装置感染，感染后患者往往会出现不适、肿胀和红肿。

在装置植入的过程中使用大量抗生素溶

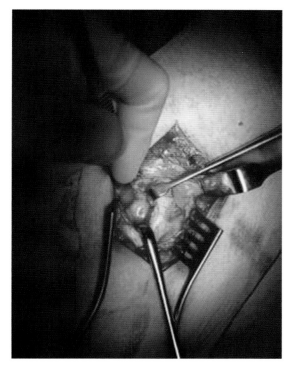

图 10.24　建立腹膜外间隙，放置压力调节球。球被植入到这个位置。

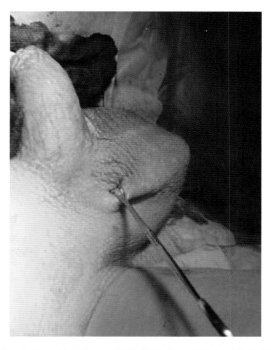

图 10.26　用 Babcock 组织钳钳夹，使压力泵放置在正确位置。

液冲洗伤口是个很好的办法，不过近来出现了研发出抗生素表面薄膜覆盖技术（除了球囊外）就不必抗生素冲洗的观点。因此我们保留了以抗生素冲洗球囊、放置部位和建立的腹膜内外间隙的观点。

（刘光明　译　马庆彤　杨世强　校）

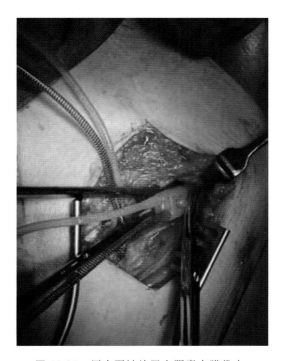

图 10.25　压力泵被放置在阴囊肉膜袋内。

第 11 章

阴茎癌的手术治疗

Simon Horenblas[1], Peter R. Malone[2], Asif Muneer[3]

[1] Netherlands Cancer Institute-Antoni van Leeuwenhoek Hospital, Amsterdam, The Netherlands

[2] Royal Berkshire Hospital, Reading, UK

[3] University College London Hospitals, London, UK

引言

阴茎癌是发展中国家发病率最高的恶性肿瘤。在过去几年，西欧和美国年龄标准化发病率为 0.3/10 万~1.0/10 万，相比之下在巴拉圭和乌干达是 4.2/10 万~4.4/10 万。大多数肿瘤都是位于龟头或者阴茎包皮的鳞状细胞癌。阴茎癌常见的危险因素见表 11.1。

阴茎癌的治疗要根据其临床分期、生长部位来定（表 11.2）。现在的观点是阴茎癌的手术应尽可能地采取保留阴茎的方式。阴茎部分切除或者阴茎全切对于阴茎体远端病变来说属于过度治疗，但对于累及阴茎体的晚期癌是一种治疗的选择。一些研究显示保留阴茎的手术对于肿瘤安全性来说是足够的，尽管可能有轻度升高的复发率，但在复发并在切除后能够保持同样的远期预后。而且传统的观点认为切缘距离肿瘤 2cm 的观点现在认为是不必要的，也属于过度治疗。因此出现了各种手术方法，不需要切除过多的阴茎组织的情况下达到切缘阴性的结果。患者借此能够保留性功能和站立位排尿。所有没有浸润到阴茎海绵体的肿瘤都是保留阴茎手术的适应证。治疗可采用单独的外科手术或者与其他减瘤技术（例如激光手术）相结合的方式。切除肿瘤后的缺损部位可通过使用皮肤移植物的方式进行修补，而小的伤口通过一期或者延迟关闭伤口的方法能够愈合。

临床特征

大多数的阴茎肿瘤是位于龟头（48%）或包皮（21%）的鳞状细胞癌。对于包茎或者包皮下存在可触及的肿物的患者，往往包皮腔内有出血或者溢液，这些患者的阴茎体远端的肿瘤很难发现。进展期的肿瘤累及阴茎海绵体和尿道海绵体，发生尿道侵犯。通常患者就诊时肿瘤呈蕈状肿块生长外观。腹股沟区的临床检查能够确定可触及的淋巴结（cN+期）或者非可触及（cN0 期）。

表 11.1 阴茎癌的常见危险因素

包茎
吸烟
人类乳头瘤病毒（HPV）感染（HPV 亚型 16,18）
年龄
苔藓样硬化病

表 11.2　2009 年阴茎癌 TNM 分期

T–	原发肿瘤	
	Tx	原发肿瘤不能评估
	T0	未发现原发肿瘤
	Tis	原位癌
	Ta	非浸润性疣状癌　没有破坏性的浸润
	T1	肿瘤侵犯皮下结缔组织
		T1a　肿瘤侵犯皮下结缔组织,无淋巴血管浸润,且分化良好(T1G1-2)
		T1b　肿瘤侵犯皮下结缔组织,伴淋巴血管浸润或分化差或未分化(T1G3-4)
	T2	肿瘤侵犯阴茎海绵体或尿道海绵体
	T3	肿瘤侵犯尿道
	T4	肿瘤侵犯其他相邻组织结构
N–	区域淋巴结	
	Nx	局部淋巴结不能评估
	N0	未发现局部淋巴结转移或腹股沟肿大淋巴结
	N1	单个活动的腹股沟淋巴结转移
	N2	多个或双侧活动的腹股沟淋巴结转移
	N3	单侧或双侧固定的腹股沟淋巴结或髂淋巴结转移
M–	远处转移	
	M0	无远处转移
	M1	远处转移

2009 年阴茎癌的 TNM 病理分级

pT 分期对应的是 T 分期。pN 分期根据活检或者手术标本。

pN–	区域淋巴结	
	pNX	局部淋巴结不能评估
	pN0	没有局部淋巴结转移
	pN1	单一腹股沟淋巴结内转移
	pN2	多发或双侧的腹股沟淋巴结转移
	pN3	盆腔淋巴结、单侧或双侧或者区域淋巴结外转移
pM	远处转移	
	pM0	没有远处转移
	pM1	远处转移
G	组织学分级	
	Gx	不能评估分化级别
	G1	分化良好
	G2	中度分化
	G3-4	分化差/未分化

(来源：Sobin L, Gospodarowicz M, Wittekind C. TNM Classification of Malignant Tumours, 7th Edn. 2010, pp. 240‐1. Reproduced with permission of John Wiley & Sons Ltd)

检查

通过使用 MRI 可进行术前的原发肿瘤的临床分期。通过海绵体内注射前列腺素造成人工勃起可以观察远端肿瘤的累及范围。这项技术有助于观察确定远端海绵体的侵犯程度。CT 扫描可以确定腹股沟、盆腔有无淋巴结转移和有无远处转移。

癌前病变、原位癌和 Ta 期癌的手术治疗

临床特征

阴茎癌的癌前病变通常影响包皮和龟头。这些炎症与慢性感染（如苔藓样硬化病、黏膜白斑）或者 HPV 病毒感染有关（如增殖性红斑、巨大尖锐湿疣、Bowen 氏病）。阴茎上皮内瘤形成（PIN）轻度到中度的不典型增生（PIN Ⅰ－Ⅱ 级）及重度不典型增生（PIN Ⅲ 级），后者等同于原位癌，也叫德凯拉氏（erythroplasia de Queyrat）增殖性红斑病，是发生于龟头的疾病。

手术治疗

包皮和龟头的苔藓样硬化病早期局部使用类固醇激素软膏常常是无效的，需要做包皮环切术。同样，原位癌对于使用局部化疗药（5- 氟尿嘧啶）或免疫治疗（米喹莫德）也有抗药性。由于没有深层的肿瘤浸润，广泛的苔藓样硬化病和复发性的原位癌，局部治疗失败后，采用部分或者龟头全切、局部整形重建的方法，切除龟头上皮和皮下结缔组织。裸露的龟头以分层厚皮移植片覆盖。为了保证龟头的阴茎海绵体没有深层浸润，要在龟头处进行单独的深层活检，因为存在更多的广泛 Ta 期并有深层浸润的可能（图 11.1、11.2、11.3 和 11.4）。

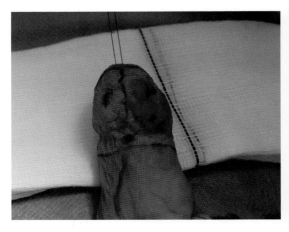

图 11.1　非浸润疣状癌以记号笔标记在阴茎头的 1/4 象限。切口近端延伸到冠状沟以完成标准的包皮环切。如果患者之前没有做过环切的话，包皮环切术可作为手术过程中的一个步骤。根部以止血带止血。

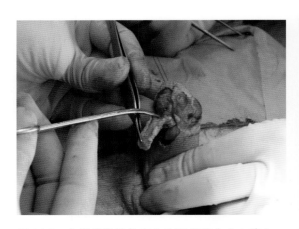

图 11.2　在阴茎海绵体和上皮下组织中小心建立一个解剖平面，从尿道外口延伸越过冠状沟。切除每个象限的肿瘤并进行病理组织学检查来确定最后切除的近端和远端边缘。去除止血带观察出血情况。对主要的出血点电凝止血或者用 5-0 可吸收线缝扎。分层厚皮移植片缝合结束加压包扎后，出血会完全控制。

手术风险

- 皮瓣下血肿形成导致移植物失活；
- 尿道狭窄；
- 龟头感觉丧失。

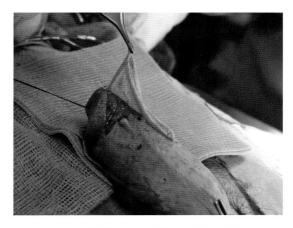

图 11.3　从大腿部用取皮器获取分层厚皮移植片（厚度 0.03~0.04cm）。移植物可以进行戳孔，然后以 5-0 或 6-0 可吸收 polyglactin 线缝合到裸露的龟头上。近端移植物用 4-0 或者 5-0 的可吸收线缝合到阴茎体上，远端用 5-0 的可吸收线缝合到尿道外口上。冠状沟下进行缝合标记以便重建新的冠状沟。

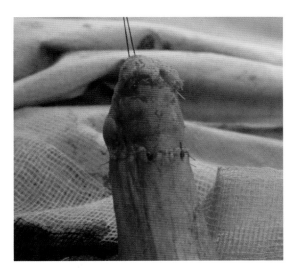

图 11.4　阴茎龟头用 6-0 的可吸收线以 1cm 的针距进行褥式缝合，以确保皮片不会翻卷，不要在龟头缩成一团。去除止血带，置入尿管。进行包扎，使用加压敷料进行原位缝合。

术后护理

　　下面介绍的包扎方法可用于所有使用分层皮瓣移植物的保留阴茎的手术。作者推荐使用硅树脂绷带（Mepitel®），然后使用薄敷料

覆盖，最后使用 4-0 单纤维线系紧包扎。还可以选择原黄素（proflavine）浸湿的敷料加压包扎。7~10 天后拆掉包扎敷料，拔除尿管。新龟头常呈现紫红色外观，但能够随着时间好转恢复。小的出血或者渗液可以通过穿刺引流。

轻度局部浸润的阴茎癌(≧T1)

临床特征

　　位于包皮内板和龟头冠状沟的阴茎癌，通过根治性环切结合龟头广泛局部肿瘤切除来完成手术。由于患者术后需要进行密切随访以确定任何可能的局部复发，因此这种手术保留了阴茎的长度，达到了最好的美容效果（图 11.5、11.6、11.7 和 11.8）。

深度浸润的阴茎癌（T2 期浸润阴茎海绵体）

龟头切除术

　　对于局限于龟头的较大的浸润性肿瘤的患者，进行龟头切除并应用分层皮移植片进行龟头重建是一种有效和安全的方法，而且可达到切除肿瘤并充分保留阴茎长度和勃起功能的目的（图 11.9、11.10、11.11、11.12、11.13）。

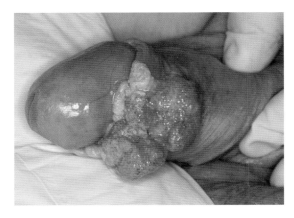

图 11.5　位于包皮内板并延伸到冠状沟的阴茎鳞癌。

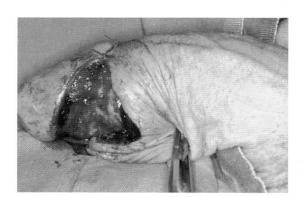

图 11.6 切除肿瘤，同时切除深处的阴茎筋膜直到 Buck 筋膜水平。为了达到切缘阴性，术中也要切除冠状沟。

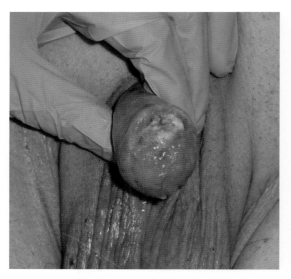

图 11.9 局限在龟头和包皮内板的 T2 期阴茎癌。术前 MRI 检查分期确认远端的阴茎体部未被侵犯。

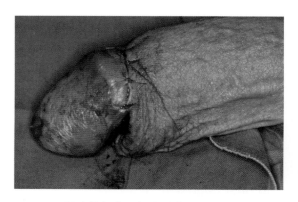

图 11.7 根治性包皮环切术后获得过长的包皮外板来修复缺损的龟头皮肤。

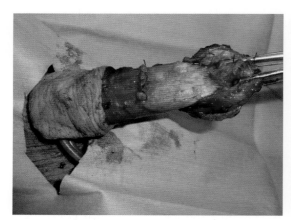

图 11.10 阴茎包皮外板处沿冠状沟处进行环切。一直切到 Buck 筋膜水平。龟头和 Buck 筋膜之间的平面通过白膜可以很清楚地看到。对于浸润更深的肿瘤，要剪开 Buck 筋膜，分离结扎神经血管束。Buck 筋膜远端和阴茎体前段融合直到冠状沟。继续切除整个龟头。横断尿道。从阴茎头的近根部一侧和尿道进行环状多点活检送病理，以保证没有肿瘤残留。阴茎体皮肤缝合到包膜上，剩余大约 2cm 宽的新龟头裸露。

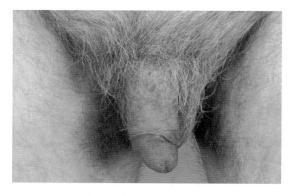

图 11.8 经过广泛局部切除和包皮环切术后的效果。

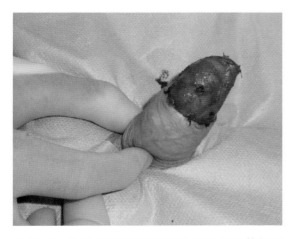

图 11.11　龟头从阴茎头部已完全切下，阴茎体部皮肤以 4-0 polyglactin 线缝合到距离新龟头顶端 2cm 的白膜处。尿道在腹侧和背侧都剪成斜面，以 5-0 polyglactin 线缝合。新龟头表面的皮肤移植工作已准备就绪。

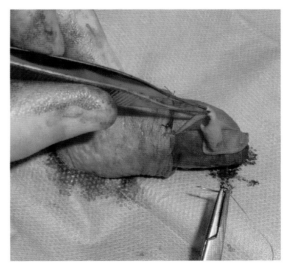

图 11.12　分层移植物（STSG）缝合到暴露的新龟头部，以 5-0 和 6-0 polyplactin 线进行褥式缝合。斜面的尿道缝合到移植物上。

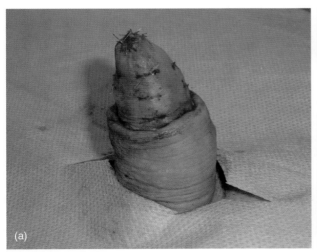

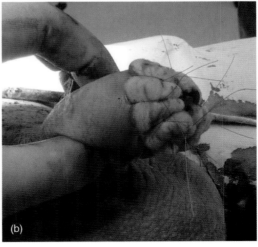

图 11.13　(a)龟头切除后以分层厚皮移植物被覆龟头后的术后效果。(b)可供选择的以原黄素纤丝敷料和 4-0 单纤丝线缝合包扎，不要求褥式缝合分层厚皮移植物，7~10 天后拆除。

阴茎部分切除和阴茎根治性全切术

临床特征

　　侵犯到阴茎海绵体的阴茎肿瘤必须行阴茎部分切除或者全切。在做部分切除时尤其要注意的是保留一定长度的阴茎体主干，以便患者术后能够站立位排尿，使尿流能够很容易从阴囊上方排出，否则的话会阴部尿道造瘘术可能是最佳选择。

手术治疗

进行阴茎部分切除术时，进行或不进行使用皮肤移植物重建龟头均可。最简单的步骤包括结扎背部血管神经束，并横断阴茎海绵体近端。然后用阴茎皮肤移植物覆盖残端（图 11.14、11.15、11.16、11.17、11.18、11.19 和 11.20）。

尿道置中的阴茎部分切除术

下面介绍一种旨在使尿道置于海绵体中央的移植方法。在尿道长度大于阴茎体的情况下，这种方法可以使术后外形更加美观并减少尿道狭窄的风险（图 11.21、11.22、11.23 和 11.24）。

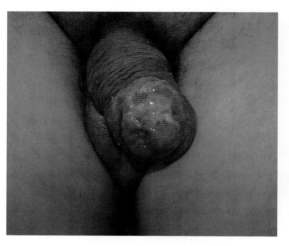

图 11.14　广泛的 T4 期阴茎癌侵犯海绵体。

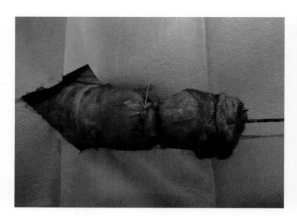

图 11.16　结扎神经血管束(红箭头)。在横断海绵体水平保留白膜，以保证与肿瘤有清晰的边界。

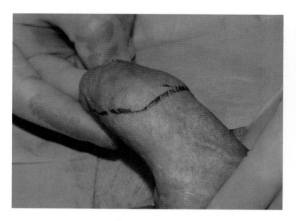

图 11.15　进行阴茎体皮肤环切。腹侧皮肤保留一块较长的阴茎体皮瓣。

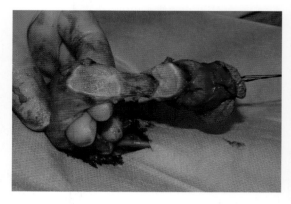

图 11.17　横断阴茎海绵体，保留较长的尿道残端。海绵体残端采用 2-0 可吸收线或 2-0 polydiaxanone 线缝合。

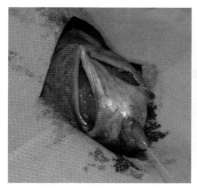

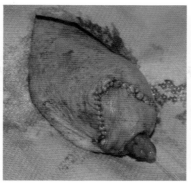

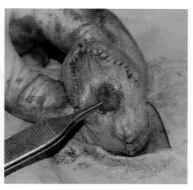

图 11.18　腹侧皮瓣上开孔引尿道穿出。尿道剪成斜面后缝合在阴茎皮肤上。

图 11.19　阴茎体部皮肤采用 4-0 polyglactin 线连续缝合。植入尿管。

图 11.20　尿道外口的最终效果。

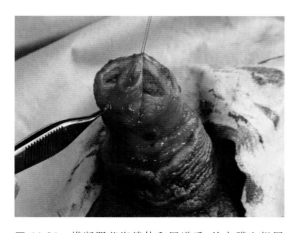

图 11.21　横断阴茎海绵体和尿道后，从白膜上把尿道部分游离下来。电灼海绵体动脉，或者，如果可能行单独结扎。

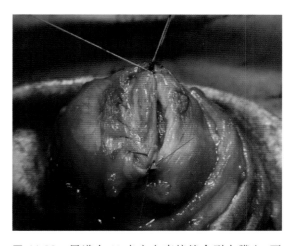

图 11.22　尿道在 12 点方向直接缝合到白膜上，两侧的阴茎海绵体白膜在 6 点位置（蓝色箭头）缝合在一起。不要把两侧的海绵体对接缝合在一起，而是把尿道插入到海绵体中间形成新的龟头。

阴茎全切术

临床特征

　　对于侵犯近端海绵体的晚期阴茎癌，需要进行阴茎全切和会阴部尿道造瘘术。二期进行使用桡动脉的游离皮瓣阴茎重建（见第 12 章），保留阴茎角近端以容纳人工假体的后端（图 11.25、11.26、11.27、11.28 和 11.29）。

晚期阴茎肿瘤(T3/T4)

临床特征

　　晚期阴茎肿瘤必须连同周围软组织一并切除。手术常留下一个较大的缺损，需要用附近的皮瓣进行修补（图 11.30、11.31）。

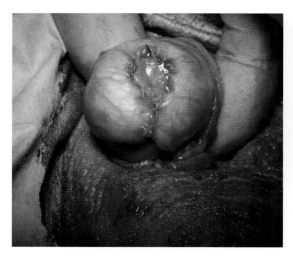

图 11.23　这样可使尿道位于新龟头中间。将 Buck 筋膜缝合覆盖阴茎体残端。

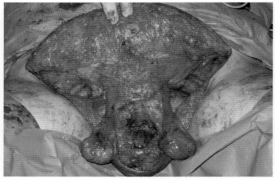

图 11.26　将阴茎连同耻骨上脂肪垫和阴囊一起切除。此患者两侧的腹股沟淋巴结进行了整块切除。结扎背侧神经血管束，分离悬韧带，保留了睾丸和精索。（来源：Muneer, A, Arya M, Horenblas S. Textbook of Penile Cancer. Reproduced with kind permission of Springer Science+ Business Media.）

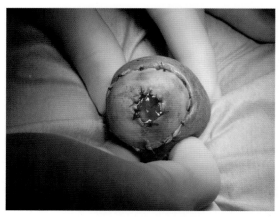

图 11.24　用分层皮肤移植物覆盖新龟头。龟头切除过程中包扎敷料并植入导尿管。

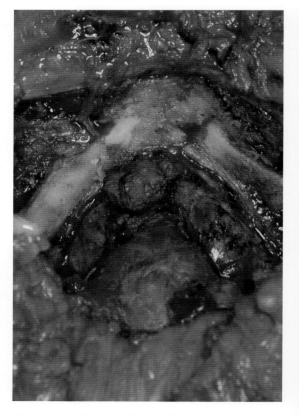

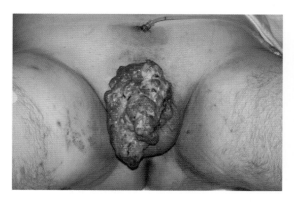

图 11.25　扩散的阴茎肿瘤累及耻骨下区和阴囊壁。

图 11.27　自耻骨上切除近端阴茎脚。本例手术中已切除部分耻骨，以便去除海绵体。

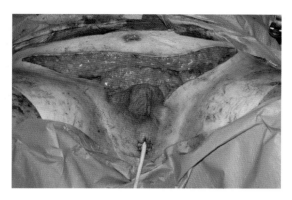

图 11.28　行阴部尿道造口术。尿道可以在腹侧剖开,并与皮瓣做缝合。术后保留尿管 10 天。

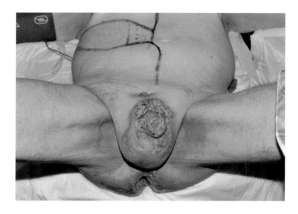

图 11.30　巨大阴茎肿瘤,双侧淋巴结转移,分期为 T3N2M0。切除原发肿瘤并行腹股沟淋巴结清扫后,留下一个较大的皮肤缺损。已经标记出横向腹直肌肌皮瓣(TRAM)。(来源：Muneer, A, Arya M, Horenblas S. Textbook of Penile Cancer. Reproduced with kind permission of Springer Science+Business Media.)

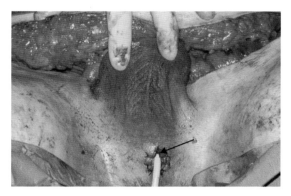

图 11.29　尿道造口(黑色箭头)可为花蕾状,与结肠造口相似,这样可以降低狭窄的发生概率。

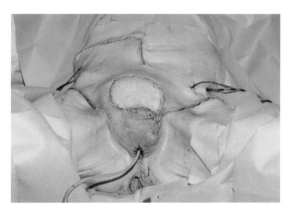

图 11.31　已进行阴部皮肤切口关闭。然后用腹直肌皮瓣向下转移覆盖切除后的缺损区域。(来源：Muneer, A, Arya M, Horenblas S.Textbook of Penile Cancer. Reproduced with kind permission of Springer Science+Business Media.)

腹股沟淋巴结的处理

　　主要的引流淋巴结均位于腹股沟淋巴系统内。原发性阴茎肿瘤的淋巴引流通向双侧腹股沟。腹股沟淋巴结内的转移性病变是最重要的一项预后因素。由于影像学检查模型对于 cN0 期的敏感性较低,因此对此类患者的处理一直有争议。由于 20%~25% 的 cN0 期患者发生了转移,故对于此期患者可选择的治疗方式有密切监护、动态前哨淋巴结活检或腹股沟淋巴结切除术。

动态前哨淋巴结活检术

　　前哨淋巴结活检术的目的是在无临床腹股沟淋巴结转移证据的患者(cN0 期)中找到淋巴结转移微观证据。如果前哨淋巴结无转移,则可以断定腹股沟区淋巴结未受累。手术前确定前哨淋巴结的位置,需要借助肿瘤周围局部注射放射性示踪剂^{99m}Tc 并用单光子发光计算机断层成像(SPECT-CT)扫描来完成。通过动态及延时静态成像确定淋巴结位置后,前哨淋巴结需要在便携式 γ 射线探测器的帮助下进行活检取材。也可以用专利蓝染料在肿瘤周围环形注射,染料可以经淋巴管流至需要活检的淋巴结,以达到定位的作用(图 11.32、11.33、11.34、11.35)。

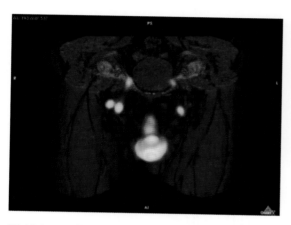

图 11.32 一例单光子发光计算机断层成像(SPECT-CT)显示右侧腹股沟有 2 个前哨淋巴结,左侧有 1 个前哨淋巴结。其他放射聚集区为第二站淋巴结。(来源:Muneer, A, Arya M, Horenblas S. Textbook of PenileCancer. Reproduced with kind permission of Springer Science+Business Media.)

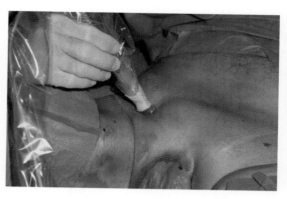

图 11.34 ^{99m}Tc(剂量为 20~40 MBq,容积 0.4mL)注入后进行 SPECT-CT 检查,核医学医生在体表标注出前哨淋巴结的位置。借助便携式 γ 射线探测器定位前哨淋巴结。

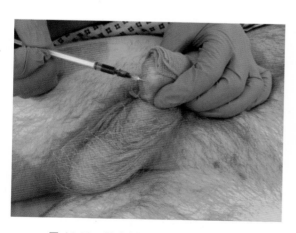

图 11.33 肿瘤周围注入专利蓝染料。

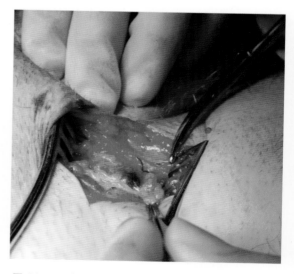

图 11.35 在前哨淋巴结上做平行于腹股沟皱折的小切口。找到 Scarpa 筋膜并切开。在蓝色的前哨淋巴结附近可见蓝色淋巴管。切除前哨淋巴结,并结扎淋巴管防止术后淋巴水肿。应用 γ 射线探测器再次探测淋巴结切除部位,确保没有放射性同位素。切口分两层缝合。

腹股沟淋巴结切除

临床特征

腹股沟淋巴结根治性清扫对于可触及有淋巴结转移但没有与周围组织固定的患者是首选的术式。手术范围为：近侧，腹股沟韧带；远侧收肌管入口，即缝匠肌与长收肌连接处；外侧，缝匠肌；内侧；长收肌。经过髂前上棘的 15cm 垂线与经过耻骨结节的 20cm 垂线，这两条平行线中间区域的淋巴结需要切除。

手术治疗

尽管可以选择多种切口，但是平行于腹股沟上下 1cm 范围内切口，术后并发症较少。如果淋巴结与皮肤固定，那么皮肤也应该椭圆形切除。如果淋巴结没有与周围组织固定，那么也可以选择腹腔镜或机器人淋巴结清扫，但必须保证同样的切除范围（图 11.36）。

患者准备

患者取仰卧位，下肢外展。需要术前使用广谱抗生素（图 11.37）。

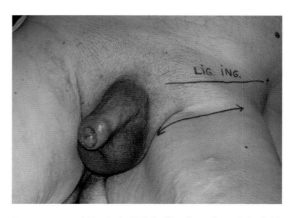

图 11.37 已标记出腹股沟韧带。切口位于腹股沟皱折下方。（来源：Muneer,A, Arya M, Horenblas S. Textbook of Penile Cancer.Reproduced with kind permission of Springer Science+Business Media.）

根治性腹股沟淋巴结清扫术

在应用抗生素后，如仍存在淋巴结肿大，一般考虑有肿瘤转移，需要行根治性淋巴结清扫术（图 11.38、11.39、11.40、11.41、11.42、11.43）。对 cN0 期患者，尽管淋巴结不能触及，仍有 20% 的病例出现淋巴结转移。如不能进行动态前哨淋巴结活检，则可以选择改良浅表淋巴结切除，并行冰冻病理检查，确定有无淋巴结受累。

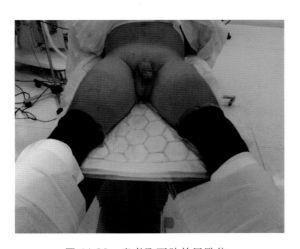

图 11.36 患者取下肢外展卧位。

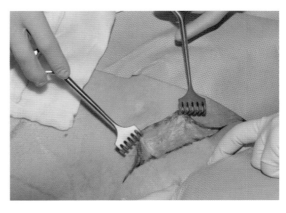

图 11.38 进行腹股沟下切口。切至可以清晰显露浅筋膜。这层筋膜是 Scarpa 筋膜，并与大腿的 Camper 筋膜相延续。

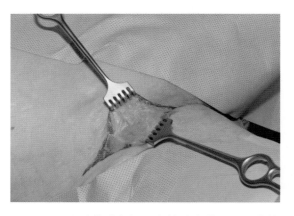

图 11.39 这层筋膜与切口皮瓣形成前所见的其他筋膜层有所不同。

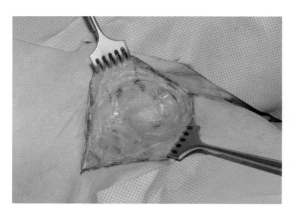

图 11.40 拉起皮肤皮瓣，确认皮下组织和筋膜是完整的。需要首先确认腹外斜肌腱膜并且分离大隐静脉。从外侧向内侧进行锐性和钝性淋巴组织分离，确保阔筋膜保持完整。

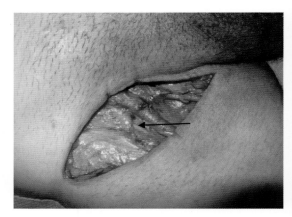

图 11.41 解剖过程中仔细结扎淋巴管。尽可能保留大隐静脉。骨骼化股动脉(黑色箭头)和股静脉，确保切除所有淋巴组织。（来源：Muneer, A, Arya M, Horenblas S. Textbook of Penile Cancer. Reproduced with kind permission of Springer Science+Business Media.）

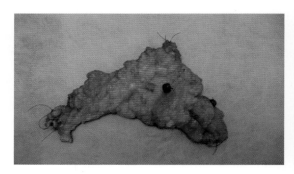

图 11.42 切除的淋巴组织。已用彩珠进行了定位标注。

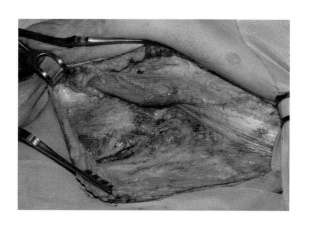

图 11.43 淋巴结切除后的解剖边缘：近侧，腹股沟韧带；远侧收肌管入口，即缝匠肌与长收肌连接处；内侧，长收肌；背侧，股动脉和股静脉。此病例大隐静脉已分离出，被移位的缝匠肌近端所覆盖。对于需要辅助放疗的高危患者，可用缝匠肌瓣保护股动脉、股静脉及皮肤。分离缝匠肌位于髂前上棘起点，并向内侧旋转以覆盖股血管。用 2-0 PDS 线将缝匠肌与腹股沟韧带间断缝合。（来源：Muneer, A, Arya M, Horenblas S. Textbook of Penile Cancer. Reproduced with kind permission of Springer Science+Business Media.）

术后护理

　　患者术后留置导尿管,卧床休息 24 小时,并且保持髋关节屈曲以减小皮瓣的张力。保留引流管直到淋巴引流量减少到 40mL/d 以下。

改良的浅表腹股沟淋巴结清扫术

临床特征

　　对于存在触摸不到的腹股沟淋巴结转移患者,可以进行改良浅表淋巴结清扫术。此术式范围比根治性淋巴结清扫术要小(图11.44、11.45、11.46、11.47)。

腹股沟联合盆腔淋巴结清扫

临床特征

　　腹股沟联合盆腔淋巴结清扫通常需要多个切口。盆腔淋巴结清扫适用于有明确淋巴

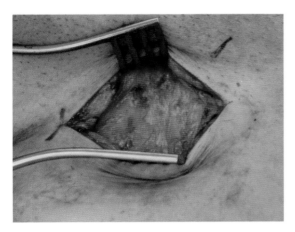

图 11.44　从长收肌腱到股动脉外侧做腹股沟下切口。加深切口,先遇到一层易与 Scarpa 筋膜层混淆的筋膜组织,其下方才是真正的 Scarpa 筋膜。

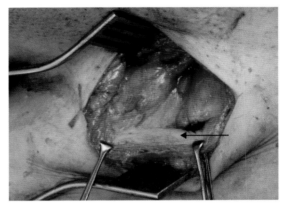

图 11.46　建立皮瓣(黑色箭头),并显露下方的淋巴组织。自股动脉旁开始切除淋巴组织。结扎淋巴管,预防术后水肿及淋巴瘘。

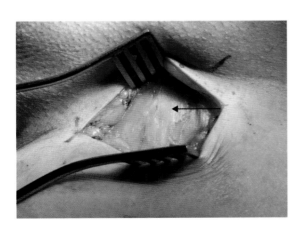

图 11.45　Scarpa 筋膜在切开之前先进行确认(黑色箭头)。清晰显露这层筋膜是保证皮瓣连同完整的皮下组织分离的重要标志。

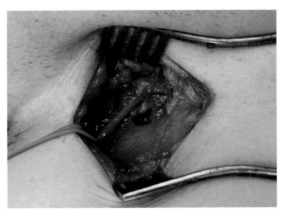

图 11.47　需要切除至腹股沟韧带水平。股动脉和卵圆窝上方的淋巴组织也要切除。大隐静脉要保留(蓝色牵引带所示)。分层缝合伤口前需要放置负压引流。筋膜层用 2-0 可吸收 polyglactin 缝线间断缝合。准确对合皮肤可以降低伤口裂开的发生率。

结转移或同侧腹股沟有两个或以上淋巴结转移的患者。也可用于虽然有一个淋巴结转移，但已累及淋巴结外组织的病例。盆腔淋巴结清扫通常选择下腹正中切口，也可用腹腔镜或机器人辅助切除。淋巴结清扫的范围是：头侧，主动脉分叉；远侧，腹股沟管入口。在股静脉中部，通常可以发现克洛凯结或罗森苗勒结。清扫内侧范围至髂内静脉分叉处、膀胱及前列腺。

外侧范围至股生殖神经。清扫范围与膀胱癌或前列腺癌的扩大淋巴清扫范围相同（图 11.48、11.49）。

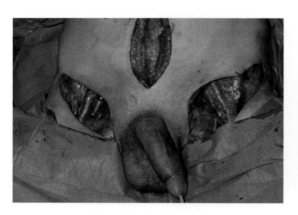

图 11.48　已进行双侧腹股沟淋巴结清扫。下腹正中切口用于盆腔淋巴结清扫。（来源：Muneer, A, Arya M, Horenblas S. Textbook of Penile Cancer. Reproduced with kind permission of Springer Science+Business Media.）

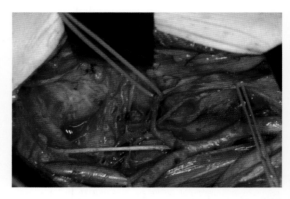

图 11.49　盆腔淋巴结清扫后。清扫边缘可以清晰辨认：头侧，主动脉分叉；内侧，所有髂内动脉分支，膀胱及前列腺；外侧，股生殖神经。（来源：Muneer, A,Arya M, Horenblas S. Textbook of Penile Cancer. Reproduced with kind permission of Springer Science +B usiness Media.）

（刘光明　王海峰　译　马庆彤　马洪顺　校）

第 12 章

阴茎阴囊重建手术

Giulio Garaffa[1,2], David J.Ralph[1,2], Additional contribution from Peter R. Malone[3]

[1] St. Peter's Andrology Centre, London, UK

[2] University College London Hospitals, London, UK

[3] Royal Berkshire Hospital, Reading, UK

引言

阴茎重建手术的技术在最近几年持续发展。然而，成功的阴茎重建术仍然受到解剖、功能和美观等多方面技术的挑战。

阴茎重建手术的主要目的是获得满意的外观，立位可自阴茎头排尿，并可完成有正常快感的性生活。

临床特征

外伤和手术治疗阴茎癌对阴茎的长度和功能不同程度带来影响。良性病变如局限于龟头的硬化性苔藓可行局部切除，并不造成阴茎功能的显著缺失。

在阴茎外伤，如部分或完全撕裂时，需要立即手术修复并保留尽可能多的组织。需要注意的是，没有其他人体组织会在弹性、质地和颜色等特征上完全符合生殖器重建的要求。在修复手术中如果生殖器附近组织无法使用，那么可以做带蒂皮瓣或游离皮瓣植皮。

术前评估

在进行重建手术之前，应记录勃起功能和拉伸后的阴茎长度。如果怀疑是恶性阴茎病变或癌前病变的，需要行活检来评估病变深度，以便决定所需手术切除的范围。

手术要尽量实现患者的期望。整形手术主要目的是恢复排尿通畅和性功能，并实现阴茎的美观。当用到游离皮瓣时，需要评估供皮区域的血管情况（如 Allen 试验），如需用到前臂皮肤，则需要行尺桡动脉超声检查。已经手术的阴茎癌患者往往经历了腹股沟淋巴结清扫，可能有大隐静脉的损伤，而后者常用于游离皮瓣的血供通路。因此，遇到这些情况时，仔细规划手术是很有必要的。

手术治疗

手术的目的是去除任何潜在的病变和还原阴茎解剖。对于仅限于龟头或远端阴茎皮肤的病变，切除病变后用分层皮瓣（STSG）植皮可提供外观和功能上满意的结果。在阴茎体部的皮肤切除并需要植皮的情况下，全厚皮瓣（FTSG）植皮是首选的，因为 FTSG 可保持弹性，并减少皮肤挛缩。更广泛的病变切除范围或先天性阴茎疾病则需要使用带蒂或游离皮瓣进行重建。

手术风险

皮肤移植可能造成供皮区域的并发症，如感染、瘢痕形成等。一旦移植至受体区域，无论是 STSG 还是 FTSG，均有可能出现移植失败及皮肤挛缩。在植皮失败的情况下，如果接受区域仍可以形成肉芽组织，则可以再次植皮。需要微血管吻合的游离皮瓣可能出现血栓而导致植皮失败。如果血栓早期可以预见，重新进行血管吻合可以挽救皮瓣。

手术效果

对于局限于龟头和阴茎体的重建手术基本上不会影响勃起功能，并且可以获得一个满意的外观。而当存在严重的阴茎海绵体损伤的时候，阴茎海绵体重建手术多伴随有新尿道狭窄或假体感染等并发症。龟头重建术多用于龟头切除术或者龟头切除术联合远端阴茎体切除术后。6% 的患者出现植皮失败需要重新植皮，1% 的患者会因此影响阴茎的美观和功能。总体来说。几乎大部分患者保留了性功能和排尿功能，可以在术后 3 个月进行满意的性生活。

术前准备

对于局限于龟头手术的患者。采取仰卧位全身麻醉。暴露供皮部位以供 STSG 及 FTSG 使用。STSG 通常取自大腿和手臂外侧，FTSG 取自腋窝、腹股沟、手臂。这些区域在术前需要备皮。

桡动脉皮瓣通常取自非惯用手。在术前需要暴露和脱毛。在某些情况下，FTSG 需要取自臀部以避免前臂皮肤的过多缺失。

尿道成形术（Peter R. Malone 编写）

苔藓状硬化或干燥性龟头炎是一种累及龟头和包皮的慢性硬化性炎症病变。一些严重的病变会累及尿道口和前尿道。苔藓状硬化都会造成尿道口狭窄，但不会累及到舟状窝部位，进而造成尿流变细并呈喷洒状。虽然早期可以通过尿道扩张解决，但是尿道狭窄复发后往往需要尿道腹侧切开，而影响龟头的外观。这里我们介绍一种可以获得更好功能和外观的改良尿道整形术（图 12.1、12.2、12.3、12.4、12.5、12.6、12.7、12.8、12.9、12.10、12.11、12.12、12.13 和 12.14）。

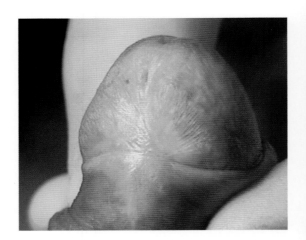

图 12.1　苔藓状硬化患者的尿道腹侧形态。

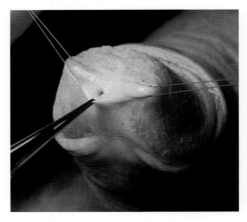

图 12.2　尿道两侧缝合牵引线，苔藓状硬化及尿道口狭窄可以清晰显示。

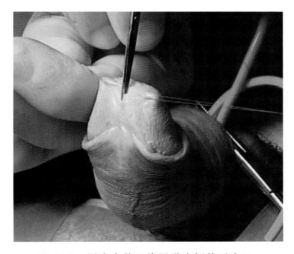

图 12.3　用小直剪刀将尿道腹侧剪开小口。

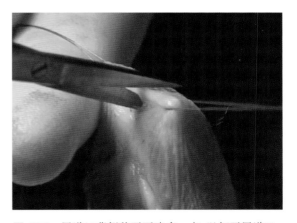

图 12.6　尿道口背侧剪开可略多一点，以打开尿道口。

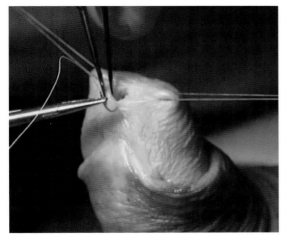

图 12.4　用 5-0 polyglactin 线缝合 3 针将尿道与龟头黏膜对合。

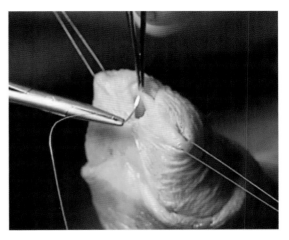

图 12.7　用细的 polyglactin 线缝合 5 针，对合龟头与尿道黏膜。

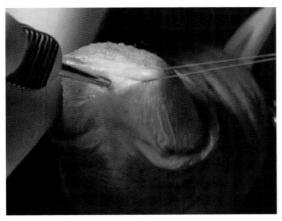

图 12.5　把细镊子插入尿道口，确认病变没有累及舟状窝。

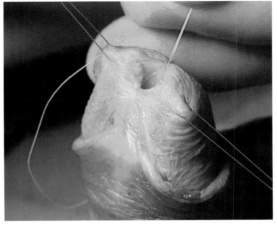

图 12.8　收紧牵引线，可以看到尿道口明显开放，黏膜对位良好，达到手术预期。

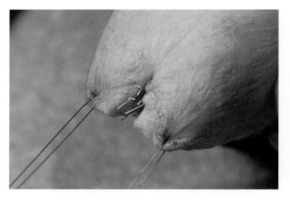

图 12.9　以上操作导致尿道口呈"皱熏鱼"样改变,不但影响美观,而且容易导致尿流喷洒,故需要后续步骤的进一步处理。

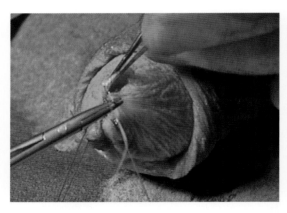

图 12.12　外侧切缘间断或褥式缝合,后者能获得更好的表皮对合。

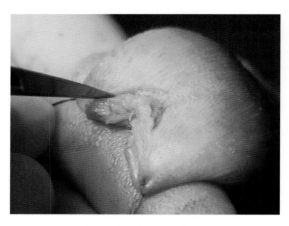

图 12.10　尿道口背侧呈倒 V 型剪开,在左右两侧形成内外两个切缘。

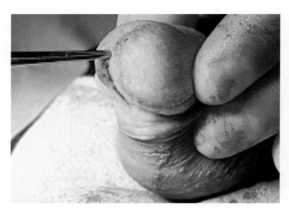

图 12.13　上述步骤完成后,龟头恢复正常形态,尿道口呈裂隙状,大小恢复正常。

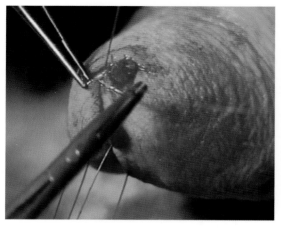

图 12.11　内侧切缘用 5-0 polyglactin 线连续缝合,形成远端尿道的穹窿部。

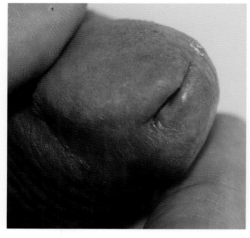

图 12.14　2 周后随访,尿道口开放良好。图中部分缝线尚未吸收。

龟头重建

独立的龟头重建术需要在外伤组织缺损或良恶性病变手术后进行。后者手术涉及的范围可能局限于龟头黏膜，或在恶性病变时涉及整个阴茎龟头。

龟头表皮重建多在苔藓状硬化或者阴茎龟头原位癌药物治疗失败的情况下进行。手术过程包括部分或全部切除龟头黏膜及皮下组织，随后应用非阴部分层皮瓣进行植皮重建[1]。

全龟头皮肤重建

参见图 12.15、12.16、12.17、12.18。

部分龟头表皮重建

有时候病变仅累及小部分龟头皮肤。手术的目的是保留尽可能多的正常龟头黏膜。这对于冠状沟附近尤其重要，因为此部位存在性敏感区域（图 12.19、12.20、12.21 和 12.22）。

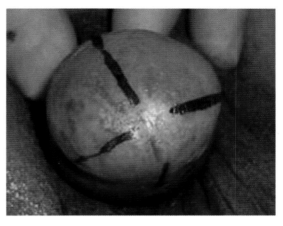

图 12.16　龟头自尿道口到冠状沟用十字线标记。自阴茎海绵体外用剪刀或 15 号刀片切除龟头黏膜及皮下组织。（来源：Garaffa G,Shabbir M, Christopher N, Minhas S, Ralph DJ. J Sex Med 2011；8：1246‑53. Reproduced with permission of John Wiley & Sons Ltd.）

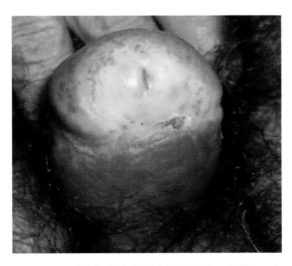

图 12.15　严重的苔藓状硬化导致尿道口狭窄。（来源：Garaffa G,Shabbir M, Christopher N, Minhas S, Ralph DJ. J Sex Med 2011；8：1246‑53. Reproduced with permission of John Wiley & Sons Ltd.）

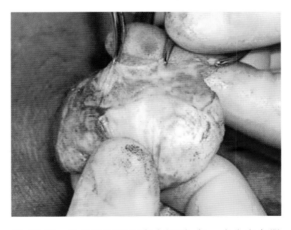

图 12.17　龟头和冠状沟完全裸露，每一个十字象限切除后需要分别送病理检查。对于癌前病变来说，需要对不同位置的下层阴茎海绵体进行活检及病理检查。（来源：Garaffa G,Shabbir M, Christopher N, Minhas S, Ralph DJ. J Sex Med 2011；8：1246‑53. Reproduced with permission of John Wiley & Sons Ltd.）

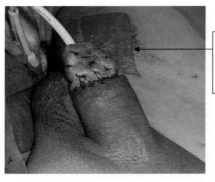

图 12.18　用分层皮瓣(STSG)覆盖裸露的龟头和冠状沟。植皮可应用皮刀切取，厚度掌握在 0.02～0.04cm。STSG 表面可以用 5-0 或 6-0 polyglactin 缝线与深层组织缝合。进一步缝合可以在冠状沟部位与深层组织缝合，以形成沟槽形状外观。（来源：Garaffa G,Shabbir M, hristopher N, Minhas S, Ralph DJ. J Sex Med 2011; 8: 1246－53. Reproduced with permission of John Wiley & Sons Ltd.）

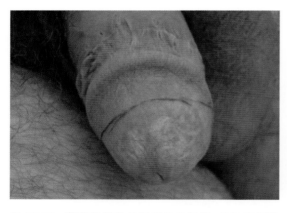

图 12.19　苔藓状硬化局限于龟头远端，在包皮切除及皮质激素外用后，病变没有消除。（来源：Garaffa G, Shabbir M, Christopher N, Minhas S, Ralph DJ. J Sex Med 2011; 8: 1246－53. Reproduced with permission of John Wiley & Sons Ltd.）

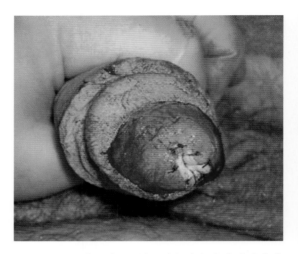

图 12.20　用剪刀或 15 号刀片切除龟头黏膜及黏膜下组织，暴露海绵体。如出血可电凝或缝合止血。但是，一般海绵体表面覆盖并固定移植物后，出血才可以完全控制。（来源：Garaffa G,Shabbir M, Christopher N, Minhas S, Ralph DJ. J Sex Med 2011; 8: 1246－53. Reproduced with permission of John Wiley & Sons Ltd.）

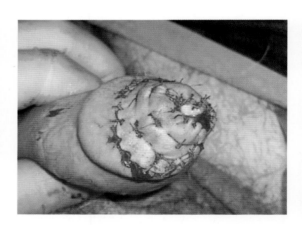

图 12.21　非生殖器部位的 STSG 与近端残余的龟头黏膜缝合，并且皮瓣与深层组织用 5-0 或 6-0 可吸收线进行固定。可以用辅料加压以固定皮瓣与龟头组织。（来源：Garaffa G,Shabbir M, Christopher N, Minhas S, Ralph DJ. J Sex Med 2011; 8: 1246－53. Reproduced with permission of John Wiley & Sons Ltd.）

龟头切除术

　　龟头切除术的适应证是广泛扩散的 pT1 和 pT2 期阴茎鳞癌。手术内容包括切除龟头，然后用中厚皮瓣重建龟头。具体步骤在第 11 章有所介绍，主要适应证是阴茎癌患者。

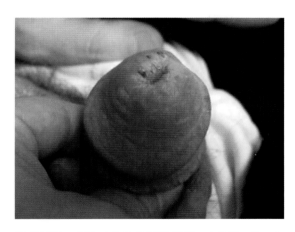

图 12.22 术后 6 个月的随访结果。(来源: Garaffa G,Shabbir M, Christopher N, Minhas S, Ralph DJ. J Sex Med 2011; 8: 1246–53. Reproduced with permission of John Wiley & Sons Ltd.)

阴囊重建

阴囊皮肤缺损继发于阴囊坏疽、外伤或生殖肿瘤切除术后。由于皮肤松弛,阴囊皮肤即便有较大的缺损,也可以一期缝合。

如果一期缝合困难,可以用筋膜皮瓣、肌皮瓣或网状中厚皮瓣做阴囊重建。阴囊缺损修复后,有利于睾丸在正常解剖位置维持生精功能。虽然有人把股部皮下位置用于睾丸存储,但是会影响正常生精功能所需的温度调节机制。网状 STSG 有助于局部渗出液的排出,因此可以将植皮成功率提高至接近100%。网状 STSG 手术之前,需要将双侧裸露的睾丸及鞘膜缝合到一起,有利于减小植皮面积,并促进肉芽组织生长从而有利于植皮存活。这种植皮方法会在愈合后形成很像生理状态下的阴囊褶皱。然而,接受此种手术的患者,必须知晓今后出现的植皮部位挛缩是不可避免的,新阴囊会有紧固及麻木的感觉。手术步骤在第 14 章介绍。

当有较多的阴囊和会阴皮肤缺失时,局部皮瓣由于能够提供良好的睾丸覆盖而成为首要的选择。局部皮瓣手术没有植皮手术的典型并发症,诸如皮肤溃疡、成活率低、粪便尿液污染后皮肤坏死脱落等,而且术后护理容易。

根据目前的经验,腹直肌肌皮瓣具有最好的外观和功能,但也伴有显著的供皮部位并发症。其他肌皮瓣和筋膜皮瓣可来自于会阴、腹股沟和下肢。在这些来源当中,股动脉穿孔皮瓣、股薄肌肌腱膜皮瓣、血管神经带蒂大腿皮瓣和新加坡皮瓣(阴部动脉皮瓣)是最常用的。

阴茎体重建

阴茎体重建适应证包括:部分或完全阴茎切除,阴茎外伤缺损,阴茎短小,阴茎发育不良,以及变性手术。最早应用于部分阴茎切除后的修复。随着第 8 章中介绍的阴茎延长术的出现,术后阴茎可以获得足够的长度,可以完成性交和站立排尿。如果延长术仍不能使阴茎达到足够的长度,则需行阴茎重建术。

在行阴茎重建术前需要完善以下事项:

1. 建立足够长度的尿道,以供站立排尿。

2. 建立一个有感觉并能唤起性冲动及外观美感上患者均能接受的阴茎。

3. 具有足够大的体积可以放入假体以进行性交。

4. 对于供皮部位,瘢痕和形变小,无功能损失。

手术方式需要根据患者的期望、身体习惯、既往手术史和并发症进行调整。特别注意的是,心血管风险因素诸如糖尿病、高血压、血脂异常、肥胖和吸烟,是使用游离皮瓣的相对禁忌证,发生移植物血管性并发症概率较高。肥胖患者有些部位的皮瓣会影响美观,腹部手术史是下腹皮瓣的禁忌证。

需要充分询问患者需要哪种类型的重建术,患者可以有合理的要求。特别注意的是,医生应该评估患者是否仅仅需要美观和排尿功能,还是需要保留阴茎的感觉并进行性交。

桡动脉游离皮瓣阴茎重建术（RAFF）是 Song 等在 1982 年[2]首先提出来的,Chang 和 Hwang 在 1984 年成功地应用于阴茎切除的患者[3]。重建术涉及用合适做尿道的前臂无毛皮肤做一个"管中之管"（尿道）。全部皮瓣是基于桡动脉的。这项手术可以做出美观的阴茎,可以保留感觉,这是因为将前臂神经与阴茎背神经或髂腹下神经髂腹股沟神经做吻合。

手术风险

并发症的发生率最高可达 45%。早期并发症主要是微血管吻合问题,如果发现皮瓣不佳,则需要再次探查和再吻合。3%的患者在术后 3~4 天出现静脉血栓,而动脉血栓发生较早。晚期并发症包括尿道狭窄、尿道挛缩、供皮区域并发症和假体植入并发症等。最常见的并发症是新尿道挛缩闭锁,发生于10%~20%的患者。外科补救通常是可行的,二次手术后,99%的患者可以立位自阴茎尖部排尿。86%的患者满意阴茎的感觉,二次补救手术后可达到 97%的满意率。

假体植入的并发症概率较高。由于 Gore-Tex® 和 DACRON® 套筒的出现,避免了因缺乏正常白膜所致的阴茎体创伤和磨损。特别是感染、磨损和机械损坏的概率分别高达 11.9%、8.1%和 22.2%,总体再手术率达到 41%。

总体来说,60%的患者术后可以有一个正常功能的假体,可以重复使用,进行正常性交。

基于桡动脉的前臂游离皮瓣

这一手术包括 3 到 4 个阶段,通常每 3个月进行一个阶段。第一阶段,将移植的皮肤做成一个阴茎模型。在变性手术时,需要进行额外的第二个阶段,即吻合原来的尿道与新阴茎的尿道。第三个阶段,龟头成型,以及加

入一个水囊作为后面 3 件套假体的一部分。在女变男变性手术时,睾丸假体植入同侧大阴唇,代替水囊。最后一步:假体圆柱和泵置入并与水囊连接,变性手术的患者,将睾丸假

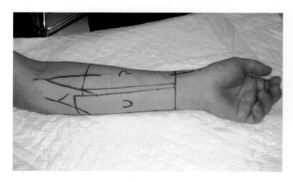

图 12.23　标出动脉走行和皮瓣宽度。皮瓣血供来自桡动脉,回流多位于头静脉。中间部分相对无毛,标记宽度为 4cm,长度为 15cm 的长方体,供形成尿道。外侧部通常 15cm 长,基底宽 14cm,尖端宽 11cm,形成阴茎体。保留一条 1cm 的皮肤供上皮再生的需要。(来源:Garaffa G, Raheem AA,Christopher NA, Ralph DJ. BJUI 2009; 104: 852‑6. Reproduced with permission of John Wiley & Sons Ltd.)

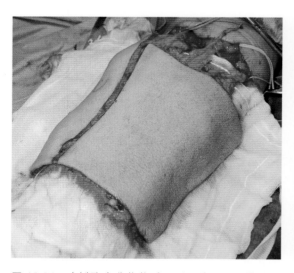

图 12.24　皮瓣取自非优势手。可以放置止血带并充气不超过 2 小时。保留一条 1cm 的皮肤供上皮再生的需要。(来源:Garaffa G, Christopher NA, Ralph DJ. Eur Urol 2010; 57: 715‑22. Reproduced with permission of Elsevier.)

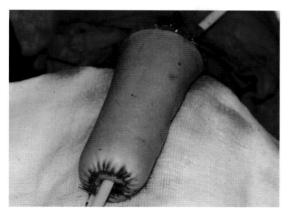

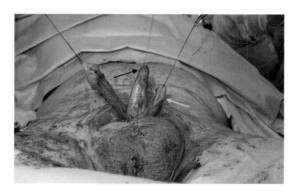

图 12.27　对于短小阴茎的患者行阴茎切除。尿道（黄色箭头）解剖出以供一期吻合，龟头（红色箭头）保留并放置在阴茎的基底保证性感觉正常。确认神经血管束（黑色箭头）和背侧神经及背深静脉以供后续吻合。

图 12.25　皮瓣围绕 16 号尿管形成管状。近端需要保留 2cm，以便变性手术一期与尿道吻合，变性手术二期与阴唇皮瓣吻合。一旦尿道形成，皮瓣的侧面部分包绕尿道形成阴茎体。（来源：Garaffa G, Christopher NA, Ralph DJ. Eur Urol 2010; 57: 715－22. Reproduced with permission of Elsevier.）

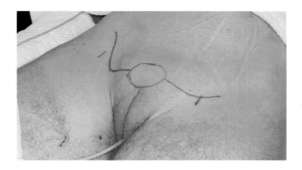

图 12.28　变性手术，植皮部位在阴部，阴蒂下方。

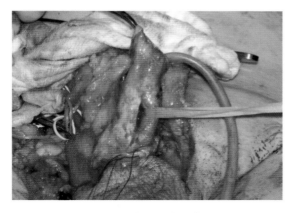

图 12.26　对于阴茎切除的患者，保留阴茎残端部分，分离出尿道供一期与新尿道做吻合。（来源：Garaffa G, Raheem AA, Christopher NA, Ralph DJ. BJUI 2009; 104: 852－6. Reproduced with permission of John Wiley & Sons Ltd.）

体植入对侧原睾丸假体，已形成皮囊的位置放入水囊（图 12.23、12.24、12.25、12.26、12.17、12.28）。

显微外科吻合

　　腹壁下动脉、大隐静脉、髂腹下和髂腹股沟神经需要分离出来。在变性手术当中，植皮部位位于阴部，在阴蒂根部。在一侧小阴唇上，建立倒 U 形皮瓣与阴茎尿道适当的部位吻合。原来的尿道需要在第一阶段手术后 3 个月通过阴唇皮瓣与阴茎尿道吻合。

　　当阴茎移植到目标位置时，下列血管、神

经、尿道的精细吻合需要使用 8-0 的尼龙缝线：

1. 动脉：桡动脉与腹壁下动脉。

2. 静脉：头静脉与大隐静脉。其他皮瓣静脉与小一级的隐静脉分支吻合。如果大隐静脉由于腹股沟淋巴结清扫术已经被切除，皮瓣静脉需要与股静脉或阴茎背深静脉吻合。

3. 神经：皮肤神经与髂腹下、髂腹股沟神经吻合，或与阴茎背神经吻合。

平均需要吻合两根静脉（1~5 根）和两根神经（0~4 根）。尿道末端需要与原尿道残端吻合，并保留耻骨上引流管和尿管（图 12.29、12.30、12.31、12.32）。

大约 1 年以后，皮肤感觉恢复，并且水囊周围形成一个完整的囊状包裹组织。在这一阶段植入假体。

通常，可以植入一个单圆柱假体，CXR 或者窄基底型均可（参见第 7 章）。如果人造阴茎较大，也可以植入小一号假体。由于缺乏白膜，圆柱假体的尖端被 Dacron® 或 Gore-Tex®

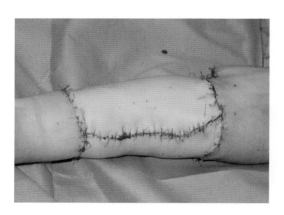

图 12.29　供皮缺损部位覆盖取自臀部或腹部的全厚皮瓣（FTSG）。（来源：Garaffa G, Raheem AA, Christopher NA, Ralph DJ. BJUI 2009; 104: 852-6. Reproduced with permission of John Wiley & Sons Ltd.）

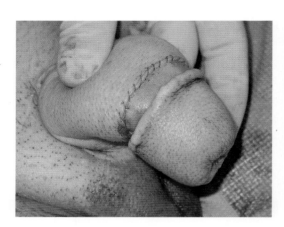

图 12.31　龟头用 Norfolk 法成形。在阴茎远端建立一条沟，并用 FTSG 进行修补形成冠状沟。在腹股沟取皮瓣做龟头成形，同时需要在同一切口直视下植入水囊到腹膜前间隙。植入前，水囊需要充满，并放入阴囊中，或与睾丸假体一同放入大阴唇皮下。

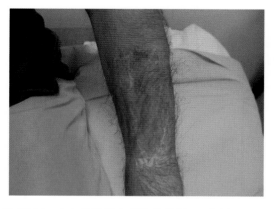

图 12.30　6 个月后供皮部位的情况。（来源：Garaffa G, Raheem AA, Christopher NA, Ralph DJ. BJUI 2009; 104: 852-6. Reproduced with permission of John Wiley & Sons Ltd.）

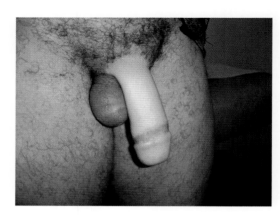

图 12.32　术后 6 个月的阴茎外观。（来源：Garaffa G, Christopher NA, Ralph DJ. Eur Urol 2010; 57: 715 - 22. Reproduced with permission of Elsevier.）

材料包绕,避免出现远端阴茎磨损。如果存在阴茎脚,可以用来装载假体的后端。泵可以放到肉膜囊内。

在变性手术及阴茎脚缺失的病例中,由于没有合适的代替物,Dacron®或 Gore-Tex®护套可以用来包绕假体后部。圆柱假体可以通过腹股沟切开来放入人工阴茎中。前期放置的睾丸假体可以移除并放入泵。这样一来,泵的活动范围较小,有利于患者使用。

阴部阴茎成形术

这是一种在技术上很简单的阴茎成形术,不需要过多的显微外科血管吻合操作。由以下几步组成(图 12.33、12.34、12.35、12.36、12.37 和 12.38)。

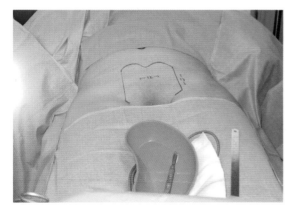

图 12.33　在下腹部标出皮瓣尺寸,局部需要激光除毛。皮瓣大小与腹部肥胖程度有关。

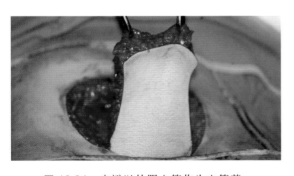

图 12.34　皮瓣以外阴血管作为血管蒂。

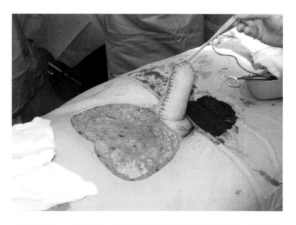

图 12.35　游离后,皮瓣内卷缝合形成新阴茎。用 3-0 尼龙线间断缝合。

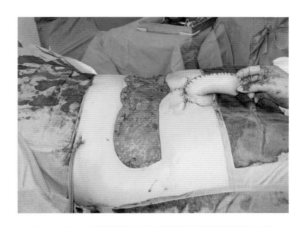

图 12.36　两侧做旋转皮瓣覆盖下腹部腹壁缺损。

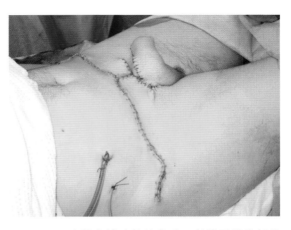

图 12.37　腹部皮瓣动员转移后,创缘可以进行缝合。

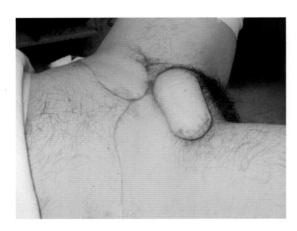

图 12.38　术后 6 个月。

男性生殖器淋巴水肿

生殖器淋巴水肿发生于淋巴回流受损，过多的淋巴液在皮下组织聚积的情况下。阴部肿胀可以局限于阴囊、阴茎或两者同时发生。阴部淋巴水肿也可与下肢淋巴水肿有关。

当病因为皮下淋巴系统的病变时，可以称作原发性淋巴水肿。原发性淋巴水肿发病率较低，约占总病例的 5% 以下。会阴部淋巴通过两侧腹股沟淋巴结回流，因此，切除这些淋巴结或影响这些淋巴结的病变会造成阴部淋巴水肿。影响淋巴回流的常见情况见表12.1。长期阴部水肿会导致复发性的蜂窝织炎，皮下弹性纤维组织被纤维化组织替代。

表 12.1　影响淋巴回流的情况

腹股沟和盆腔淋巴结清扫术

外伤

放疗

恶性及肉芽肿性炎症

性病

寄生虫感染

手术治疗

对于早期原发性生殖器淋巴水肿的保守治疗包括：广谱抗生素，局部抬高和促进淋巴回流的按摩。

对于严重的慢性淋巴水肿，需要外科处理，切除阴部皮肤，然后用局部皮瓣或者植皮进行重建。尽管有人试着进行淋巴管重建，但是结果并不令人满意，因此仍需要外科干预。

阴囊淋巴水肿

参见图 12.39、12.40、12.41、12.42 和 12.43。

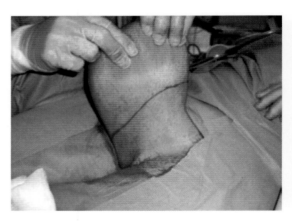

图 12.39　阴囊外侧皮肤褶皱并没有被淋巴肿累及，此处皮肤边缘已做好标记。

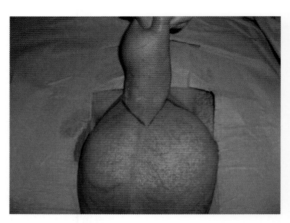

图 12.40　使用阴囊倒"W"形切口。需要切除皮肤和肉膜至鞘膜层。

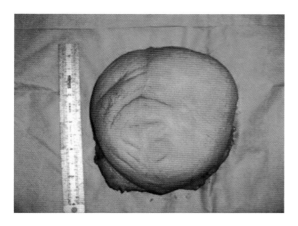

图 12.41　阴囊完整切除的标本。

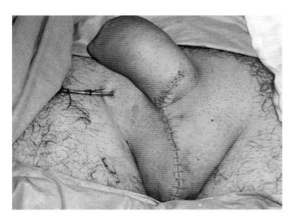

图 12.42　缝合两侧阴囊皮肤褶皱以闭合缺损。此处应用 4-0 尼龙线间断缝合。如果担心血肿形成，可以放置引流。

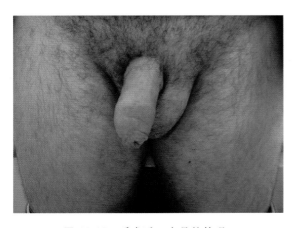

图 12.43　手术后 6 个月的外观。

阴茎淋巴水肿

单独的阴茎淋巴水肿需要切除淋巴水肿组织，并应用未被淋巴水肿累及的包皮内板和全厚皮瓣进行阴茎重建。对于阴茎而言，包皮内板有着独立的淋巴回流渠道，即沿背侧血管神经束流至阴部内淋巴系统。而其余阴茎体的皮肤淋巴回流至腹股沟淋巴结。因此，包皮内板不会被淋巴水肿所累及，需要将其分离出来作为覆盖阴茎体的材料。水肿组织需要切除至 Buck 筋膜。需要注意，在皮下分离皮肤边缘容易破坏血管而导致皮肤坏死。

此外，在水肿组织切除后，还可以将阴茎埋置于阴囊皮下 6 个月的时间，接下来可以用阴囊皮肤皮瓣来覆盖阴茎体。这种术式在需要注入外源材料来增粗阴茎的情况下尤其有效（图 12.44、12.45、12.46）。

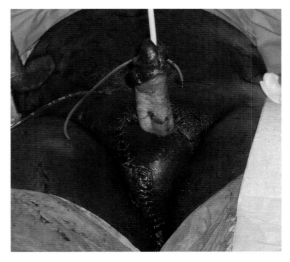

图 12.44　完整切除整个阴茎体部的病变皮肤及皮下组织至 Buck 筋膜。

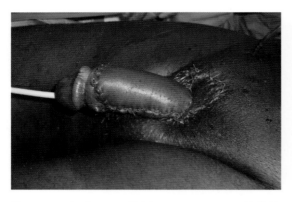

图 12.45　切取 FTSG 并用 4-0 polyglanctin 缝线缝合至阴茎体部。缝合额外的固定缝合线,防止植皮移动。固定线可以缝到尿道及神经血管束的旁边。如前述敷料加压 7 天时间。

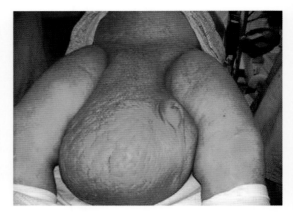

图 12.47　广泛的阴囊淋巴水肿。

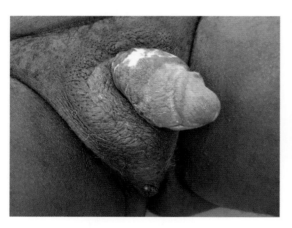

图 12.46　术后 6 个月外观。

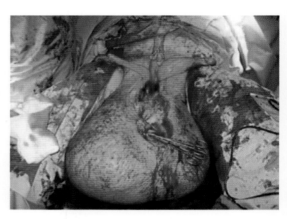

图 12.48　连同双侧睾丸游离精索。游离阴茎体并进行保护。目的是在阴囊切除的过程中不损伤阴茎及精索。

阴茎-阴囊淋巴水肿

在阴茎-阴囊淋巴水肿的情况下,阴囊淋巴水肿需要先行切除,因为部分患者此后阴茎水肿可自行缓解。阴囊淋巴水肿的患者最好行完整阴囊切除并用阴囊头部背侧皮瓣进行修补。因为阴囊头部背侧缺乏淋巴管,少被淋巴水肿所累及。随着术后时间的延长,皮瓣伸展后可以获得一个满意的外观和功能。试图保留阴囊而行部分切除的手术中,淋巴水肿的复发率在 40%以上 (图 12.47、12.48、12.49、12.50)。

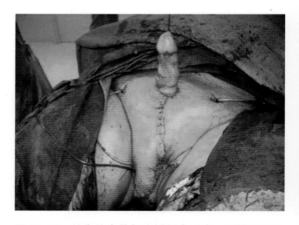

图 12.49　首先缝合外侧皮瓣闭合阴囊。反转包皮内板覆盖部分阴茎。取 FTSG 覆盖其余阴茎体。用 5-0 可吸收缝线固定 FTSG。

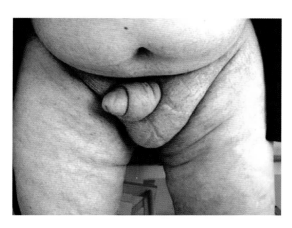

图 12.50　术后 6 个月外观。

（王海峰 译　马庆彤 校）

参考文献

1 Hadway P, Corbishley CM, Watkin N. Total glans resurfacing for premalignant lesions of the penis: initial outcome data. BJU Int 2006;98(3):532–6.
2 Song R, Gao Y, Song Y, Yu Y, Song Y. The forearm flap. Clin Plast Surg 1982;9:21.
3 Chang TS, Hwang WY. Forearm flap in one-stage reconstruction of the penis. Plast Reconstr Surg 1984;74:251–8.

延伸阅读

Garaffa G, Christopher AN, Ralph DJ. The management of genital lymphoedema. BJU Int 2008;102(4):408–14.
Garaffa G, Christopher NA, Ralph DJ. Total phallic reconstruction in female-to-male transsexuals. Eur Urol 2010;57(4): 715–22.
Garaffa G, Raheem AA, Christopher NA, Ralph DJ. Total phallic reconstruction after penile amputation for carcinoma. BJU Int 2009;104(6):852–6.

第 13 章

阴囊和包皮良性病变的手术

Laurence A. Levine[1], Jonas S. Benson[1], Rowland Rees[2]

[1] Rush University Medical Center, Chicago, IL, USA

[2] University Hospital Southampton, Southampton, UK

引言

本章包含了需要手术治疗的阴囊和包皮常见病变,包括鞘膜积液切除术、附睾囊肿切除术、系带成形术和包皮环切术。虽然治疗这些病变的手术方法不是唯一的,但是熟悉这些病变的常规手术方法将有助于大多数其他阴囊手术的开展,梗阻性无精症的显微外科手术除外(第9章)。下面就分别介绍这些手术的操作要点。在此之前需要强调的是术者必须认识到阴囊是一个血管丰富的区域,而不只是一个弹性组织结构,因此,所有涉及阴囊的手术务必小心仔细止血才能达到满意的手术效果。

术前评估

对怀疑阴囊疾病的患者进行评估时,最好进行站立位和仰卧位的检查。如果是阴囊单侧病变,应先检查正常侧阴囊。要仔细触诊精索的结构,注意输精管的变化,触清附睾的全长,将睾丸握在手中感觉有无异常。阴囊需要辨清有无皮肤病变和肉膜层肿物。尿常规和阴囊彩超是必要的检测项目。彩超可以鉴别囊肿、分隔的鞘膜积液、睾丸和附睾的肿物、异常的血流(血流减少见于睾丸扭转,而血流增加常见于附睾炎)。

手术治疗

阴囊的手术各有不同,但手术切口只有纵、横两种。处理阴囊双侧病变时选取经阴囊中缝的纵切口,单侧病变可取患侧阴囊前面横切口,这样可以使瘢痕不明显并且很少阻断阴囊皮肤血供。再次提醒,仔细止血是很重要的。

手术风险

阴囊手术风险包括鞘膜积液和附睾囊肿的复发,术后持续疼痛(附睾切除术和/或显微外科精索去神经术)。在仔细做好术前皮肤准备和围术期抗生素应用的前提下,伤口感染并不常见。术后几日内应抬高阴囊,并限制行走将有助于减轻阴囊水肿和疼痛,促进伤口愈合。建议术后适当加压包扎患侧阴囊,但不要超过24小时。另外,术者应告知对于存在附睾囊肿并想保留生育能力的患者,任何涉及该区域的手术都有可能导致输精管路梗阻。

手术效果

大部分阴囊手术效果都会令人满意,并且局麻下就可完成。患者最关心的是保留睾丸的血供,术前持续存在的疼痛是否缓解以及阴囊的畸形是否得到有效修复。

输精管切除术

临床特征

输精管切除术是最有效的男性绝育手术。文献报道过很多方法，手术的原则是切除适当长的输精管，结扎断端。术后的精液分析报告显示无精子。

手术风险

在签署输精管切除术手术同意书时，应向患者强调该手术目的就是切断原有输精管，并阻止其再通，因此，术后若想恢复输精管再通是极其困难的。手术风险包括阴囊血肿、伤口感染和附睾炎。另外，应告知患者术后输精管再通（1:2000）、输精管断端肉芽肿、输精管切除术后疼痛综合征都有可能发生（图 13.1、13.2、13.3、13.4）。

术后护理

术后在没有证实无精症之前，性生活要采取避孕措施。术后早期失败的原因是解剖结构的误判，例如把睾丸动脉当成输精管结扎，未发现双输精管的存在。

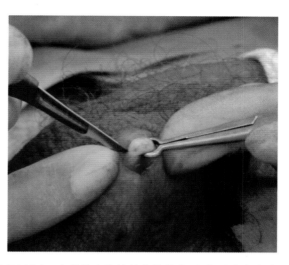

图 13.2 在保持牵拉输精管的状态下，行阴囊皮肤横切口，长约 1cm，把输精管和其上的肉膜从切口推开。用解剖剪刀或切除钳扩开肉膜层直至能看到输精管上的肉膜层。此时需格外小心，以防输精管移位。然后用 Allis 钳或输精管切除钳提起带有筋膜的输精管。纵行切开精索外筋膜和精索内筋膜，轻轻地将其与输精管分离。

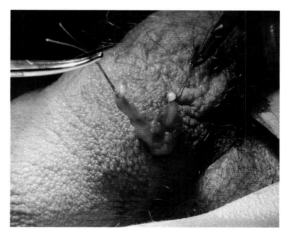

图 13.3 将输精管直段分离开 1~2cm，然后在两把动脉夹持钳之间横断此段输精管。用 3-0 polyglactin 缝线结扎断端或者用 2-0 单丝线贯穿缝扎断端。

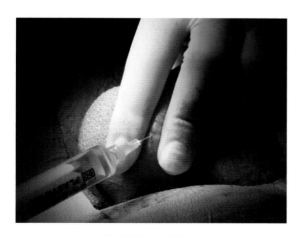

图 13.1 通过三指捻触的方法找到输精管，用 24G 针头的注射器进行局部麻醉。

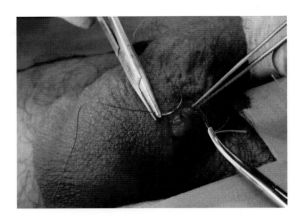

图 13.4　将输精管断端放回阴囊，并在不同的多个筋膜平面将其固定。这是防止输精管再通的关键。用精索内筋膜覆盖近端输精管。远端残段置于此筋膜外面。

鞘膜积液手术

临床特征

　　鞘膜积液是累及阴囊和睾丸的良性病变，大量液体积存在睾丸鞘膜腔的肉膜层和体壁层之间。鞘膜积液大多为特发性，其他病因包括肿瘤、外伤和感染。成人中少见的鞘突未闭导致液体从腹腔流入阴囊。鞘膜积液可引起疼痛或局部受压，但最常见的是引起阴囊疼痛性畸形。这种畸形会使患者坐卧、站立、行动不便。该病的具体病因尚不明确，但可能是由于睾丸鞘膜分泌细胞产生了大量的液体和(或)重吸收不足引起的病变[1]。如果患者感到鞘膜积液给其带来不便，应进行治疗。非手术治疗包括穿刺抽吸积液或者抽吸积液后注射硬化剂，但是最肯定的方法是鞘膜积液切除术[2]。

手术风险

　　鞘膜积液手术风险较低，可以作为一日手术。阴囊血肿是最主要的术后并发症。鞘膜积液复发少见，鞘膜囊折叠不佳或切除不充分是主要原因。剩余鞘膜在睾丸后方缝合过紧可以导致精索绞窄。

手术方法

　　最常用的方法是 Lord 塑形法和 Jaboulay 方法。Lord 塑形法在图 13.5、图 13.6 和图 13.7 中描述。Jaboulay 方法采用相同入路但不切除鞘膜，而是将鞘膜外翻折叠缝合于睾丸后方。

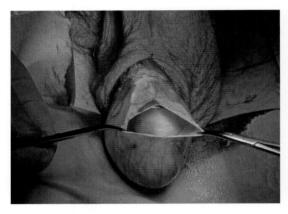

图 13.5　取阴囊中缝切口，也可以取平行于阴囊血管的横切口。切开皮肤、肉膜和精索外筋膜，显露积液的鞘膜囊。剪开一小口利于减压引流积液。

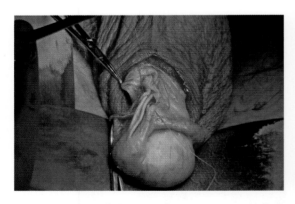

图 13.6　Lord 塑形法用 3-0 或 4-0 polygactin 缝线由鞘膜边缘向睾丸折叠缝合鞘膜一周。必须避免对附睾和睾丸管造成意外损伤。

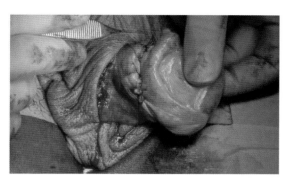

图 13.7　每一针缝线单独结扎,提起阴囊。阴囊起皱后还纳睾丸。用 3-0 polyglactin 缝线缝合肉膜,用 4-0 polyglactin 缝线缝合皮肤。

术后护理

　　睾丸鞘膜积液手术后有发生阴囊血肿的风险,所以对于体积巨大的睾丸鞘膜积液患者需要同时对鞘膜囊进行部分切除,并保留原位引流管 24 小时。

附睾囊肿

临床特征

　　附睾囊肿是成年男性常见的良性病变。附睾中输出小管内积液导致了附睾囊肿,也可能因输出小管的动脉瘤样扩张引起,囊液内还有大量精子。由于附睾和睾丸表面神经支配丰富,附睾囊肿会引起强烈的疼痛。如果囊肿位置固定,增大不明显,疼痛会较轻。囊肿引起疼痛明显,或者肿大明显可以考虑手术切除。经阴囊穿刺抽吸附睾囊肿有较高的复发率。

手术风险

　　附睾囊肿手术的风险包括血肿形成和附睾囊肿复发。当囊肿发生在附睾头附近的输出小管时,可能会造成这些小管的梗阻。所以应告知患者在输出小管水平有发生精子梗阻的风险。

手术方法

　　参见图 13.8 和图 13.9。

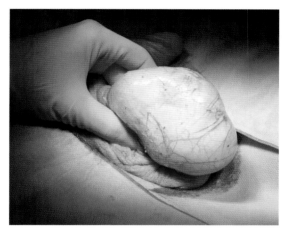

图 13.8　取阴囊中缝切口,切开肉膜和精索外筋膜。精索内筋膜和鞘膜壁层保持完整,将睾丸和囊肿推挤出切口。

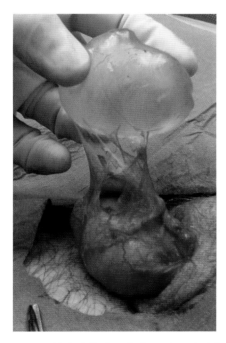

图 13.9　剪开精索内筋膜和鞘膜壁层后,囊肿与睾丸之间存在清晰的解剖层面。通过钝性和锐性游离,将附睾囊肿完整切除。

附睾切除术

临床特征

　　附睾疼痛和附睾肿物是附睾切除术的手术指征。通常输精管结扎术后会引起充血性附睾炎，而当患者出现明显的疼痛时，可以切除附睾和输精管未进入阴囊段、睾丸并行结构或者切除睾丸。如果疼痛涉及附睾以上，可以采取局麻药注射以缓解疼痛，除非伴有精索肿物才需要切除做病理鉴定。附睾的血供来源于多支不同动脉，睾丸内动脉网也发出分支供应附睾。慢性细菌性炎症和结核也是附睾切除的指征。手术时，要小心分离附睾与睾丸，分别结扎每条输出小管，严密缝合。

　　输出小管汇入附睾头部。另外，要十分小心地保护睾丸的血供。

手术风险

　　最大的风险是睾丸血流阻断导致睾丸萎缩和睾丸切除术。如果对侧睾丸功能异常，就有不育的风险。

手术方法

　　手术的目的是要完整切除附睾而不阻碍睾丸的血供。手术指征包括有症状的附睾囊肿、慢性附睾炎和药物保守治疗无效的附睾痛（图 13.10、13.11、13.12、13.13、13.14和 13.15）。

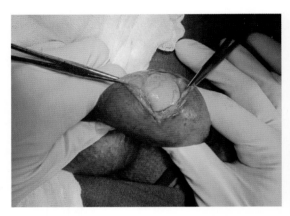

图 13.11　打开鞘膜，两把组织钳提起鞘膜边缘，显露睾丸。

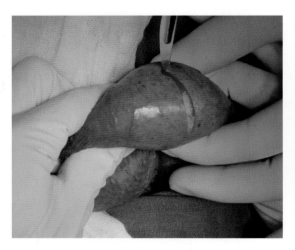

图 13.10　将睾丸挤向阴囊皮肤，选择平行于血管走行的横切口。使用电刀切开肉膜层，显露睾丸鞘膜。

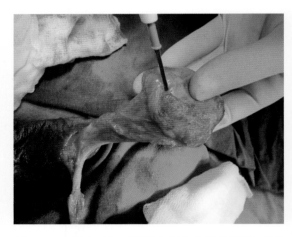

图 13.12　用电刀切开附睾与睾丸之间的鞘膜，弯的组织钳挑起鞘膜保护下面的睾丸血管。可以从附睾头开始分离，也可从附睾尾部分离，直至遇到睾丸血管。附睾头部缝一针牵引线有助于分离附睾与睾丸。

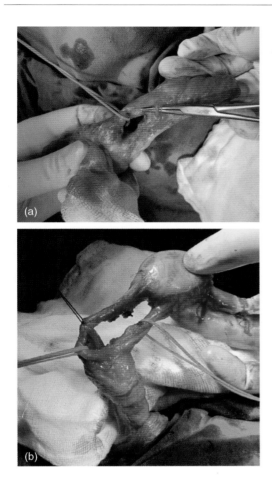

图 13.13 (a,b)将输精管从附睾尾部游离,注意紧贴附睾游离无损伤并行的血管。

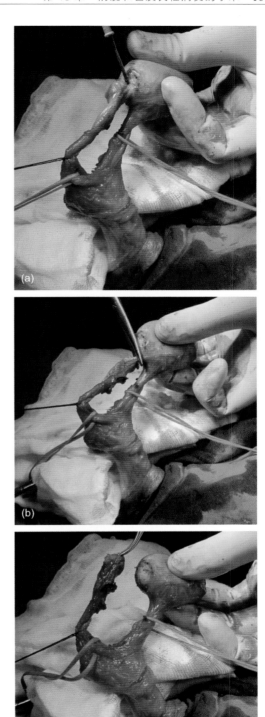

图 13.14 (a,b,c)最后切除附睾头部。

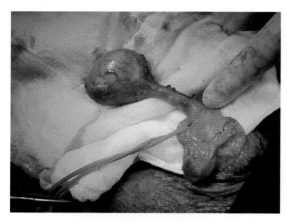

图 13.15　切除附睾后的睾丸及其精索血管。用 4-0 polyglactin 线连续缝合睾丸与精索的缺损。还纳睾丸,逐层关闭切口。

显微镜下精索去神经术

临床特征

每一个泌尿外科医生都会遇到以阴囊痛就诊的患者,而慢性阴囊疼痛通常被患者主诉为睾丸痛。这类患者常常是多方就医,治疗效果又不佳。慢性阴囊痛的病因是不典型的,可以有间歇性睾丸扭转、感染、肿瘤和外伤的原因。典型的症状是慢性阴囊内容物疼痛,可以是睾丸、附睾、睾丸旁或精索结构。此类患者多经过抗生素、消炎药物和抗抑郁药物治疗,但效果不确定。

当口服药治疗无效时,可以用长效局麻药物进行区域阻滞,例如丁哌卡因,也可以加用皮质类固醇药物。非手术疗法还有针灸和 TMR® 治疗。TMR® 治疗是一种高频脉冲电磁能与盆底物理治疗方法。如果上述方法均无效,则需要给予患者心理支持治疗。

过去十年间,在患者没有明显可去除的病因而保守治疗又失败的情况下,显微精索去神经术(MDSC)应运而生。这种手术选择腹股沟外环口下方切口。文献报道该手术成功率显著,在不切除睾丸的情况下,70%~90% 的

术后效果良好,并且有利于患者心理和生理状态的恢复[3,4]。

手术方法

显微镜下精索去神经术

通过剥除精索周围的传入神经,保护好动脉血供(精索内动脉,提睾肌及输精管动脉),达到减轻睾丸痛的手术目的。取外环口为中点的切口,长约 3~5cm,外环口可在阴囊上方触及。精索游离后,推荐使用手术显微镜进一步操作。保护数根淋巴管有助于减轻术后鞘膜积液(图 13.16、13.17、13.18、13.19 和 13.20)。

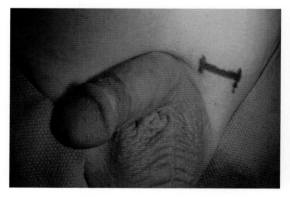

图 13.16　用手指探查腹股沟管外环口所在位置,以外环口为中点,切口长约 4cm,暴露精索。

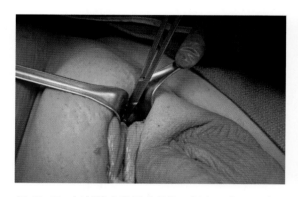

图 13.17　解剖精索腹侧或是位于提睾肌表面的髂腹股沟神经,切除 2~3cm,断端用 4-0 丝线结扎,以减少神经瘤的形成。

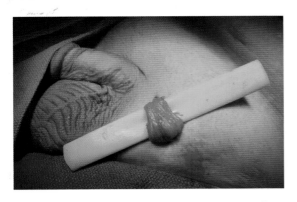

图 13.18　用一 5/8 英寸（1.6cm）的 Penrose 引流管垫于精索下面，调整显微镜视野，放大倍数在 10~18×。剪开精索前筋膜 3~4cm 显露精索内结构。

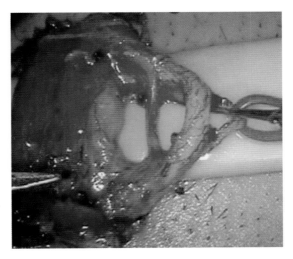

图 13.20　保护好淋巴管可以减轻术后水肿（积液）。每根淋巴管都用小套环保护。分离精索内筋膜、提睾肌和间质组织，使微神经彻底阻断（无髓鞘的 C 纤维和有髓鞘的 A-delta 纤维）。撤出 Penrose 引流管，将所剩组织复位。用抗生素溶液冲洗术野；注射局麻药。腹股沟切口分三层关闭，前两层用 3-0 polydiaxanone 缝线连续缝合和 4-0 聚卡普隆皮内缝合。

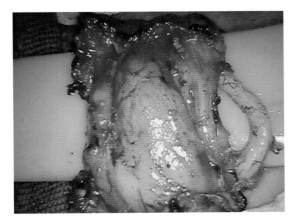

图 13.19　Penrose 引流管有利于保护精索内筋膜，固定精索，方便暴露精索内部结构。游离出长约 1.5~2cm 的输精管，分离保护输精管动脉，其余（管状）部分形成一束。用小套环保护分离出的输精管。如果患者接受过输精管切除术，需再次分离输精管，以确保其表面或其内的神经已经被切断。

最近的研究发现精索中的神经主要并行于输精管和动脉周围，精索筋膜和提睾肌也有分布。

系带成形术

临床特征

系带过紧容易撕裂，部分患者因性交导

致反复系带撕裂。系带过短还会引起阴茎下弯。系带成形术可以减轻阴茎下弯。另外，对于系带复发的瘢痕或系带区苔藓样硬化造成的病理性瘢痕可以做菱形切除，用全厚皮肤移植采代替（图 13.21、13.22、13.23、13.24、13.25 和 13.26）。

手术风险

术后出血是主要的风险。系带的再粘连可能使症状持续不改善。

包皮环切术

临床特征

包皮环切术是一种古老的手术方法。尽管在某些宗教和差异文化地区对新生儿就会实行包皮环切，但成人只会因病理性包皮过长导

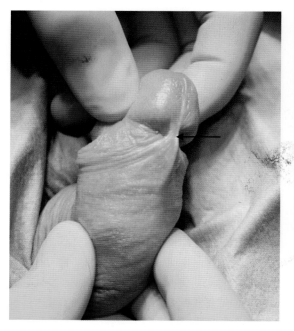

图 13.21　回牵包皮，显露系带。黑色箭头所指为要切开的系带。

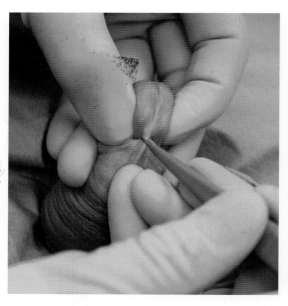

图 13.23　可在切开前先用双极电凝系带。电凝需远离阴茎头皮肤。

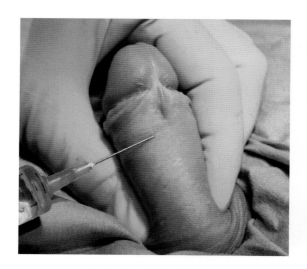

图 13.22　系带区域局麻。

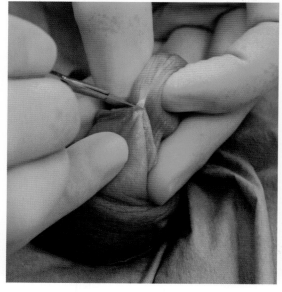

图 13.24　横行切开系带。

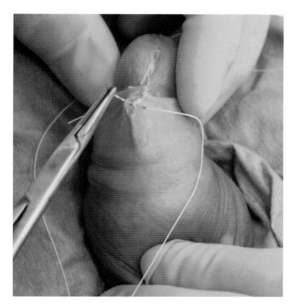

图 13.25　切开后的创面用 4-0 或 5-0 polyglactin 缝线缝合,缝针不要过深,以免损伤尿道。

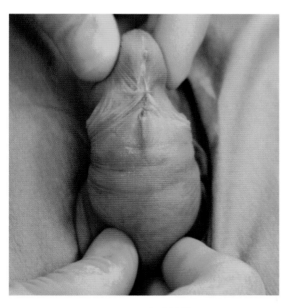

图 13.26　术后效果。

致的苔藓性硬化或者因嵌顿包茎而采取手术治疗。阴茎矫正手术时也要通过包皮环切的方法来暴露白膜。阴茎头发生癌前病变或包皮鳞状细胞癌时,采取包皮环切术切除全部包皮和肿瘤,随后阴茎头黏膜会慢慢角化。

手术风险

　　患者应被告知术后出血、伤口感染以及阴茎头的感觉改变。阴茎头有重度苔藓性硬化的患者,术后当时或远期可能会发生尿道外口狭窄。

手术效果

　　如果能视患者的具体情况实施包皮环切,应该都会获得良好的效果。包皮切除不够时,多余皮肤覆盖龟头形成新的包皮,仍有进一步发生苔藓性硬化可能。如果包皮切除过多,造成阴茎牵拉埋藏,并使阴茎阴囊角移位,阴茎外露部分缩短。缝合不佳会导致愈合边缘不整齐、淋巴水肿,需要再次切除手术瘢痕。

手术方法

　　局麻或全麻,取平卧位。用刀片分别切除内板和外板包皮的手术方法可以获得最佳的整形效果。术中全程使用双极电凝止血（图 13.27、13.28、13.29、13.30、13.31、13.32 和 13.33）。

术后护理

　　术中仔细止血则很少发生术后出血。使用不粘的敷料和纱布,告知患者术后阴茎头和伤口会出现水肿。在可吸收线未吸收之前应避免性生活。

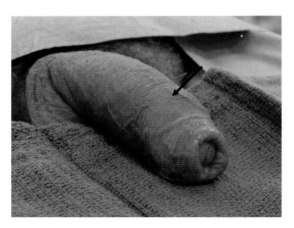

图 13.27　术前阴茎和包皮的自然状态。黑色箭头所指为冠状沟位置,这是外部切口的标志。

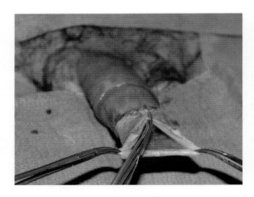

图 13.30　由背侧纵行剪开内外环状切口之间的包皮。注意观察,勿损伤尿道外口。

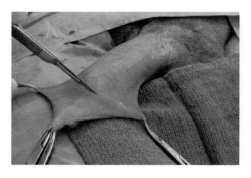

图 13.28　在包皮的冠状沟标志的 6 点和 12 点放上两把蚊式钳。于 12 点一侧,另放两把蚊式钳将包皮向前展平。用 15 号刀片弧形切开皮肤和肉膜,找到阴茎背浅静脉并结扎。同法切开 6 点侧包皮。

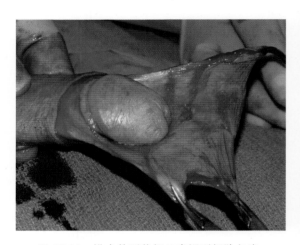

图 13.31　沿内外环状切口直视下切除包皮。

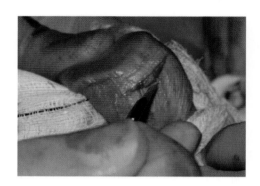

图 13.29　距冠状沟 5mm 环形切开包皮内板。系带处成锯齿状切开,双极电凝系带动脉。

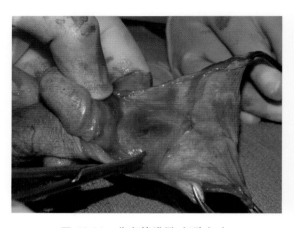

图 13.32　分离筋膜层,切除包皮。

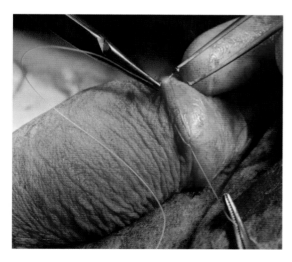

图 13.33　用 4-0 polyglactin 线间断缝合肉膜层，用 5-0 polyglactin 间断缝合皮肤。先缝 6 点和 12 点位，而后顺序间断缝合。

致谢

图 13.10 至图 13.15 由 Ganesh Gopalakrishnan，Consultant Urologist, Vedanayagam Hospital, Coimbatore, India. 友情提供，图 13.16 至图 13.20 中的其他图片由 Dr Ahmet Gudeloglu 和 Dr Sijo J. Parekattil 友情提供。

（吴建辉 译　马庆彤 校）

参考文献

1　Huggins CB, Entz FH. Absorption from normal tunica vaginalis testis hydrocele and spermatocele. J Urol 1931;25:447.

2　Levine LA, DeWolf WC. Aspiration and sclerotherapy of hydroceles. J Urol 1988;139:959.

3　Strom KH, Levine LA. Microsurgical denervation of the spermatic cord (MDSC) for chronic orchialgia: Long-term results from a single center. J Urol 2008;180:949–53.

4　Heidenreich A, Olbert P, Engelmann UH. Management of chronic testalgia by microsurgical testicular denervation. Eur Urol 2002;41:392–7.

第 **14** 章

生殖尿道的急症手术

Rowland Rees[1], Duncan Summerton[2], Nim Christopher[3,4], David J. Ralph[3,4]

[1] University Hospital Southampton, Southampton, UK
[2] University Hospitals of Leicester NHS Trust, Leicester, UK
[3] St. Peter's Andrology Centre, London, UK
[4] University College London Hospitals, London, UK

引言

生殖尿道的急症可继发于缺血、感染和创伤，需要立即手术以减少组织损伤和保存器官功能。如果未能及时妥善处理，可能会导致严重的功能丧失，或是需要后期复杂的重建手术，而 Fournier 坏疽更是有生命危险。

大多数生殖泌尿道急症患者需要立即评估后复苏。给予抗生素，并注射破伤风抗毒素。对于穿刺伤，清除无活性的组织后才可以关闭切口。

睾丸扭转

临床特征

睾丸扭转的典型症状是突发一侧阴囊剧痛，伴有下腹部、腰部放射痛。查体时可发现睾丸位置不正常阴囊内高位和（或）水平转位。有些患者既往曾多次发生睾丸疼痛，可能是因部分或间歇性睾丸扭转引起的症状，或有轻度外伤史。尽管新生儿也可发生睾丸扭转，但绝大多数睾丸扭转发生在 40 岁以下的男性。从解剖上看，睾丸鞘膜的高位插入是睾丸扭转

的风险因素。睾丸血管相对于睾丸鞘膜扭转后导致静脉回流受阻，引起睾丸的缺血性梗塞。如果不处理则会引起睾丸坏死。

手术治疗

在全麻下行阴囊探查手术，及时解除精索扭转可挽救睾丸功能。记住双侧睾丸都要做固定，将白膜与肉膜行三点固定。在小儿，不必缝合固定，即在 Jaboulay 法缝合鞘膜后将睾丸放入肉膜囊（图 14.1、14.2 和 14.3）。

手术效果

阴囊探查与睾丸固定应尽早实施。如果

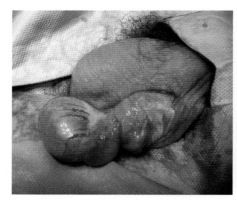

图 14.1 取阴囊中线切口，打开鞘膜，牵出睾丸，解除扭转。本例精索相对于鞘膜发生扭转导致睾丸缺血。

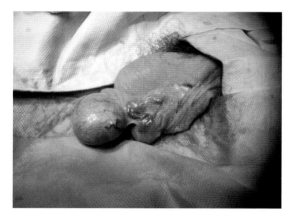

图 14.2　将睾丸复位后再固定。在睾丸血运良好的情况下可将鞘膜翻转,缝合于睾丸与精索的后方。

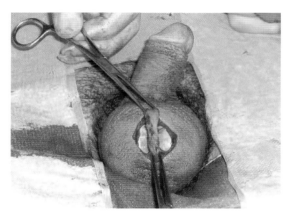

图 14.3　用 5-0 聚丙烯缝线三点缝合,将睾丸固定于肉膜。对侧的睾丸也需同法固定。因为睾丸鞘膜的高位插入常常是双侧同时存在。最后,用 4-0 polyglactin 缝线分层关闭切口。

怀疑睾丸血运不佳,可用温盐水纱布包裹睾丸,先固定对侧睾丸。只有在确定睾丸无血流再灌注的情况下才行睾丸切除术。

包皮嵌顿

临床特征

　　包皮嵌顿是由于过紧的包皮外口或包茎的包皮牵拉越过阴茎头而不能复位,在冠状沟近端形成狭窄环引起进行性的静脉充血、水肿和溃疡,甚至可能阴茎头坏死。包皮嵌顿主要发生在两个年龄组,青少年和导尿术后的老年人。

手术治疗

　　发现包皮嵌顿应立即恢复包皮的正常解剖位置。首先要消除包茎狭窄环与冠状沟之间的水肿带才能使包皮回归解剖位。水肿带的消除可以尝试手法压迫(图 14.4)。有证据表明,冰敷有助于水肿消退,并有麻醉作用。如果手法复位失败,则需要手术干预。在局麻或全麻下,纵行切开狭窄环,复位包皮,用 4-0 polyglactin 缝线缝合皮肤。

手术效果

　　包皮嵌顿时间小于 24 小时的能通过手法复位,个别患者需要局麻。大于 24 小时的

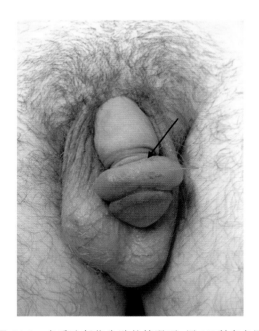

图 14.4　在手法复位失败的情况下,用 1% 利多卡因行环状封闭或阴茎背神经阻滞。用 25G 皮针多点刺入水肿组织(红色箭头),引流积水。可用手指推压积水的包皮数分钟,直至水肿消失,同时将包皮狭窄环(黑色箭头)推过水肿组织和龟头。

包皮嵌顿由于水肿严重多需要切开复位。包皮嵌顿复位后数周需要复诊，以决定是否需要进一步行包皮环切术。

阴茎异常勃起

阴茎异常勃起是指在没有性刺激的情况下，阴茎持续勃起超过 4 小时，而且持续不射精。发病率据报道为 1.5 例/(10 万人·年)。阴茎异常勃起分为缺血型(低流量型)，非缺血型(高流量型)或间歇性阴茎异常勃起。缺血型需要紧急治疗，否则阴茎海绵体平滑肌会坏死，导致阴茎海绵体平滑肌纤维化，完全丧失勃起功能。

非缺血型阴茎异常勃起少见，多与阴茎和会阴创伤引起的动脉海绵体瘘有关，通常无疼痛，当诊断明确时，一般不需要急诊手术。

临床特征

缺血型阴茎异常勃起表现为痛性勃起，这是由阴茎海绵体内淤滞的血液缺氧和酸中毒引起的。30%的病例属于特发性的，而常见的危险因素有镰状细胞病、抗精神病药物、海绵体内注射前列腺素及恶性肿瘤。多普勒超声表现为海绵体血流低灌注，抽取海绵体中的血液进行血气分析则提示缺氧和酸中毒。

非缺血型阴茎异常勃起可以在外伤后几周内出现，常见于骑跨伤、阴茎损伤和会阴损伤。大部分患者表现为无痛性勃起或伴有间断的不适。非缺血型阴茎异常勃起的血气分析显示氧分压、pH 值均在正常范围，因此阴茎海绵体平滑肌不会坏死。多普勒超声显示收缩期峰值血流速度增加。

虽然特发性间断阴茎异常勃起越来越为人所认识，但是镰状细胞病患者经常发生间歇性阴茎异常勃起的原因仍不明确。这种情况常常发生在夜里，醒后阴茎仍然不会萎缩，如果超过 1 小时则会出现阴茎痛。

手术治疗

阴茎异常勃起属于外科急症。缺血型阴茎异常勃起需要尽快使阴茎减压，令海绵体平滑肌恢复收缩状态，纠正局部血液的缺氧和酸中毒。向阴茎海绵体内灌注 α- 肾上腺素能受体激动剂可以使海绵体和螺旋动脉收缩，减少血液淤滞，使白膜下小静脉舒张，最终使阴茎消肿。最常用的 α- 肾上腺素能受体激动剂是去氧肾上腺素，每次 200~500μg，可重复应用。应小心监测患者的血压，因药物进入体循环可导致全身血压升高。

如果药物治疗失败则需要采取手术方法使阴茎消肿。手术的原理是重建阴茎海绵体的血液循环，通过建立新的血流通道将海绵体内淤滞的血液引流入静脉系统。主要的手术方法见表 14.1。

非缺血型阴茎异常勃起，最先应尝试保守治疗，可以让患者随诊几周，也可尝试用超声探头压迫海绵体血管瘘。如果保守治疗失败，则需要动脉血管造影行超选择性动脉栓塞。

手术效果

缺血型阴茎异常勃起如果减压及时，那么可以保存勃起功能。大多数长时间异常勃起的患者，由于平滑肌坏死，α- 肾上腺素能

表 14.1　缺血型阴茎异常勃起的分流手术方法

年份	方法
1964	Quackle 法
1964	Grayhack 法
1975	Ebbehoj 法
1976	Winter 分流法
1976	Barry 法
1981	AI Ghorab 法
2008	Lue T 分流和隧道法

受体激动剂不能起效,需要分流手术。虽然分流术后阴茎可消肿,但是保留勃起功能者仅为 10%。不能恢复勃起的患者随后需要行阴茎假体植入。

手术方法

　　一旦考虑患者存在缺血型阴茎异常勃起,需要抽吸阴茎海绵体的淤血,随后尝试灌注 α- 肾上腺素能受体激动剂,尤其对于勃起时间在 24 小时之内的患者。原则上,这些尝试失败后则要采取分流手术。分流手术可以一种或两种方法并用,使阴茎海绵体的血液引流入龟头、尿道海绵体或大隐静脉。各种分流手术效果并不十分确定,特别是对于勃起超过 72 小时的患者失败率较高。24~72 小时异常勃起手术结果差异较大,对于分流手术成功阴茎消肿后是否能长期保持勃起功能尚存争议。但有一点明确的是,阴茎异

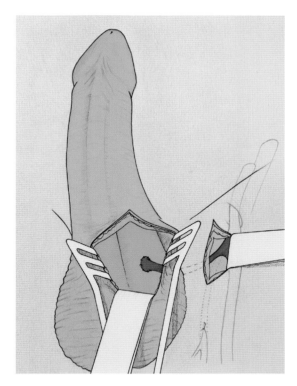

图 14.6　Grayhack 法通过隧道连通大腿内侧的静脉与海绵体,将阴茎海绵体的血液分流入大隐静脉。(来源：Tor Ercleve. Reproduced with permission of Tor Ercleve.)

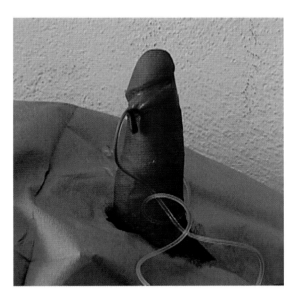

图 14.5　用 21G 蝶形针直接刺入阴茎海绵体或者通过阴茎头海绵体刺入阴茎海绵体,抽出淤血。随后灌注 α- 肾上腺素能受体激动剂。如果上述治疗不能使阴茎消肿,需要进行分流手术。

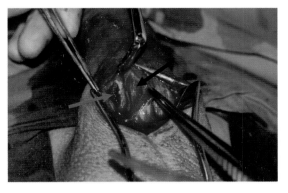

图 14.7　Quackle 法将单侧阴茎海绵体(黑色箭头)与尿道海绵体(蓝色箭头)做吻合。

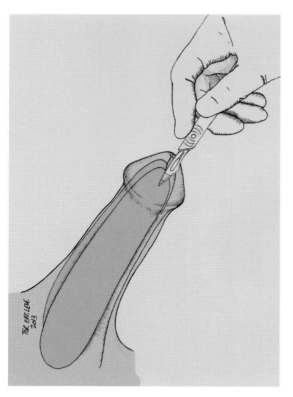

图 14.8　Ebbehoj 法由龟头插入 11 号刀片切开阴茎海绵体的前部形成龟头和阴茎海绵体的分流。(来源：Tor Ercleve. Reproduced with permission of Tor Ercleve.)

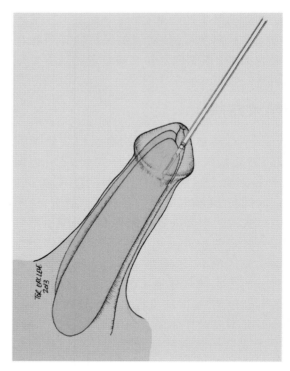

图 14.9　Winter 分流类似于 Ebbehoj 法，但使用 Tru-Cut 针。(来源：Tor Ercleve. Reproduced with permission of Tor Ercleve.)

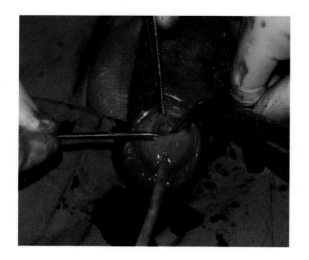

图 14.10　Al Ghorab 法需要剪除一小块阴茎海绵体白膜。再形成龟头和阴茎海绵体分流。

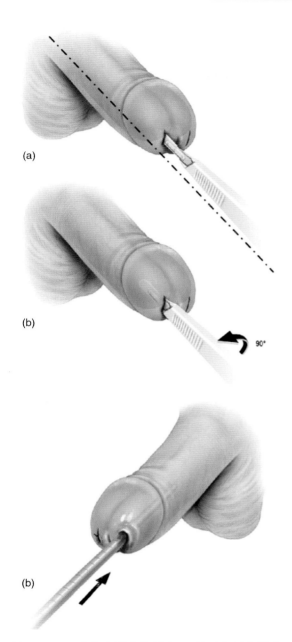

图 14.11 T 分流由阴茎头插入 11 号刀片远离尿道外口旋转 90°。如果仍不能使阴茎消肿，可以尝试对侧 T 分流。如果还不见效，可以使用 8F 尿道探子插入阴茎海绵体，形成隧道分流。(来源：Garcia MM, Shindel AW, Lue TF. T-shunt with or without tunnelling for prolonged ischaemic priapism. BJUI 2008;102（11）：1754−1764. Copyright Stephan Spitzer, www.medizillu. de）

常勃起的持续时间越长，平滑肌功能丧失越重，最终导致海绵体纤维化。因此早期进行可延展性假体植入手术，可以保存正常的阴茎长度，晚期植入手术可能因海绵体纤维化而变得异常困难（图 14.5、14.6、14.7、14.8、14.9、14.10、14.11）。

阴茎折断

阴茎折断通常发生在性交过程中，阴茎顶在耻骨或会阴区导致损伤。在手淫时为达到快速消除阴茎肿胀目的而强行掰阴茎的行为在伊朗北部被称为"taqaandan"。弯曲阴茎也会导致阴茎折断。阴茎海绵体白膜的两侧较厚，而腹侧和下部较薄，损伤往往出现在单侧海绵体，而且阴茎海绵体间可分离。如果损伤延伸至腹侧白膜，则尿道和尿道海绵体很可能也出现损伤。20%~30%的阴茎折断伤合并尿道损伤，特别是当尿道外口滴血时要考虑到合并尿道损伤的情况。阴茎折断一经确诊就需要急诊手术探查。

临床特征

阴茎折断表现为阴茎疼痛、肿胀，伤后立即出现阴茎疲软，折断的同时可以听到"咔吧"脆响。体征表现为阴茎肿大，皮下血肿外观类似茄子，也称作"紫茄子征"。如果血肿局限于 Buck 筋膜内，血肿则只发生在阴茎全长。血肿突破 Buck 筋膜后会引起阴囊及耻骨下区域血肿。术前可行 B 超探测找到阴茎海绵体损伤部位（图 14.12），以利于切口部位选择。有几种手术方法可以选择，包括包皮环形切开后的阴茎皮肤脱套法。如果损伤位于阴茎根部则可选择经阴囊中缝的阴茎阴囊切口，这样可以避免包皮环切。如果术前可经 B 超定位损伤则可以选择直接切开损伤部位的切口修复白膜。

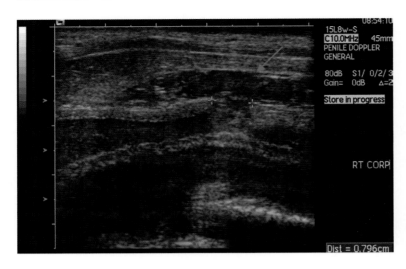

图 14.12　应用超声显示阴茎骨折。阴茎白膜缺损以红色箭头标记。

手术治疗

急症探查阴茎，术中清除血肿，选用高张力的缝线(0 号 polydiaxanone 缝线)间断缝合白膜缺损。患者主诉血尿或尿道口滴血，高度可疑尿道损伤。术中可行尿道造影或行膀胱软镜检查来确定有无尿道损伤。保留尿管后用 4-0 polyglactin 缝线间断缝合尿道损伤。阴茎折断伤后数天仍可进行一期手术缝合，同时处理尿道损伤(图 14.13、14.14、14.15、14.16 和14.17)。

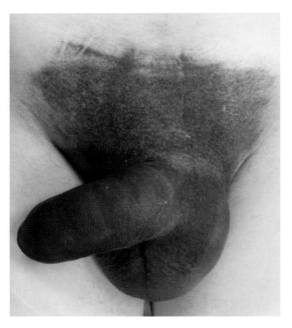

图 14.13　典型的"紫茄子"征表现为阴茎阴囊深部血肿及淤斑。术前行膀胱软镜检查明确尿道损伤。如果未伤及尿道则给予留置尿管。

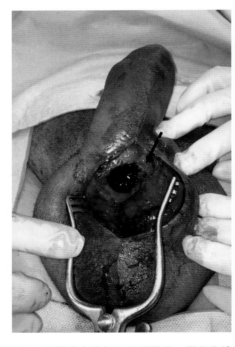

图 14.14　经阴囊中缝切口显露阴茎。阴茎海绵体撕裂伴有血块(箭头所指)。

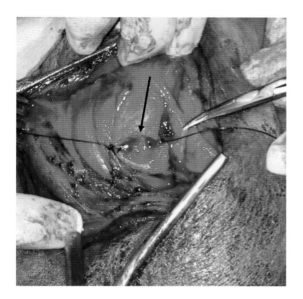

图 14.15　清除血肿，可见阴茎海绵体内平滑肌（箭头所示）。于裂口两端缝固定线。

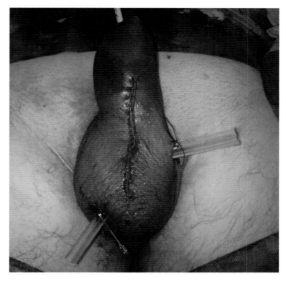

图 14.17　留置槽式引流条。术后完全恢复后可给予 PDE-5 抑制剂。尿道损伤的患者术后拔尿管前行尿道造影。术后 6 周内避免性生活。

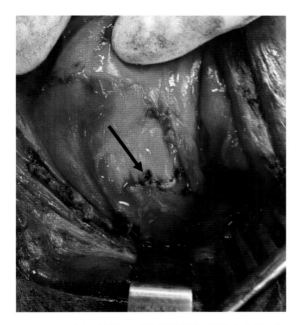

图 14.16　用 0 号聚二噁烷酮缝线间断缝合白膜，将线结包埋于白膜下。用 3-0 polyglactin 缝线分层关闭 Buck 筋膜与皮肤。

手术效果

　　早期手术的目的是为了保持正常的勃起功能和防止阴茎弯曲。不手术的患者，则会有勃起功能丧失和阴茎弯曲的风险。手术后出现并发症的比例为 10% 左右，而采取保守治疗的出现并发症的比例为超过 50%。

尿道损伤

　　前尿道损伤多为锐器伤（例如枪弹伤、爆炸伤）、钝性伤（例如骑跨伤）、医源性损伤（导尿和内镜手术）、自行损伤（例如异物植入），也可与阴茎折断同时出现。尿道部分断裂可经尿道造影证实，有时可以耻骨上膀胱造瘘保守治疗，如果发生尿道狭窄可以行二期手术治疗。尿道完全断裂则需要急诊手术探查、再吻合。

临床特点

　　锐器伤所致尿道损伤通常伴有其他损

伤,如阴茎皮肤缺损、阴茎海绵体损伤和阴囊损伤。钝器伤所致尿道损伤以排尿困难和尿道滴血为特征。尿道造影可确定损伤部位和程度。

手术治疗

外伤致尿道完全断裂需要急症手术探查,一期无张力尿道吻合。保留尿管,术后 2 周行尿管旁尿道造影验证吻合效果(图 14.18 和 14.19)。

手术效果

早期行探查和吻合手术,可降低尿道损伤的并发症。延误诊断可导致尿道狭窄。

睾丸破裂

睾丸破裂是由严重的阴囊钝器伤引起睾丸白膜破裂、输精小管涌出、血肿形成。

临床特征

睾丸破裂伴有剧烈疼痛和患侧阴囊肿

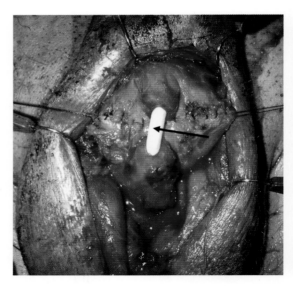

图 14.19 先插入尿管,在用 0 号 polydiaxanone 缝线间断缝合白膜,游离尿道断端。用 4-0 polyglactin 缝线间断缝合尿道。保留尿管 2 周。行尿道造影检查明确吻合口愈合后再拔除尿管。

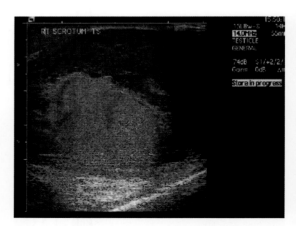

图 14.20 阴囊超声显示睾丸白膜不连续,伤后血肿形成。

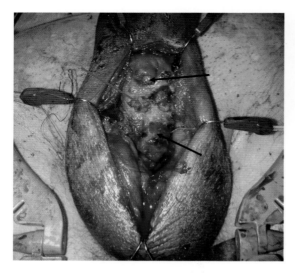

图 14.18 完全尿道断裂(黑色箭头),伴有阴茎折断(蓝色箭头)。取阴茎阴囊切口利于显露尿道,也便于延长切口。

大。有时不容易鉴别睾丸破裂、阴囊血肿和睾丸内血肿。阴囊 B 超发现睾丸白膜破裂,则需要急诊手术探查(图 14.20)。

手术治疗

急诊手术探查,去除失活的输精小管,关

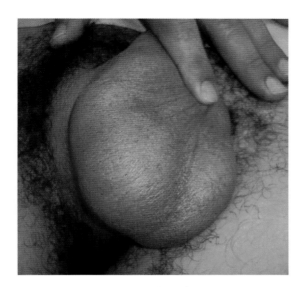

图 14.21 钝器伤后导致右侧阴囊肿大。由于血肿和积血,右侧睾丸不能被触及。

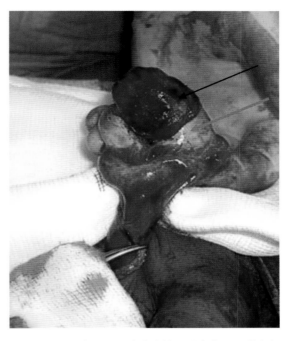

图 14.23 去除失活的输精小管。剩余睾丸血供良好可用 3-0 或 4-0 polyglactin 缝线间断缝合白膜。需要的话可用带蒂睾丸鞘膜补片修补白膜缺损较大的部位或者用于加强缝合白膜。这有利于保持睾丸形态。

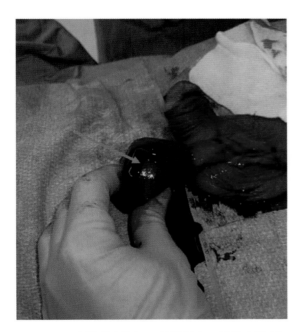

图 14.22 取阴囊中缝切口显露睾丸。清除血肿(红色箭头)。发现睾丸白膜破裂,输精小管涌出。

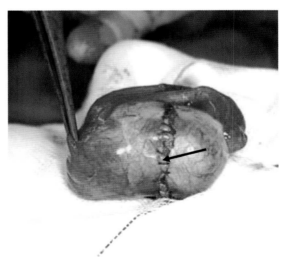

图 14.24 睾丸白膜用 4-0 polyglactin 缝线间断缝合(黑色箭头)。术后插入槽式皮条引流。

闭睾丸白膜,保存睾丸大小和功能(图 14.21、14.22、14.23 和 14.24)。

阴囊坏疽

阴囊坏疽是有多种厌氧和需氧细菌联合感染导致的外生殖器和会阴筋膜广泛坏死,伴有组织的动脉内膜炎。常见病原菌包括链球菌和葡萄球菌、肠杆菌、厌氧菌和真菌。坏死性筋膜炎在糖尿病患者、酗酒者和免疫抑制患者中好发。如不早期采取治疗,死亡率高达 50%。

临床特征

初始症状可能不显著,表现为轻微皮肤红斑、水肿。随着感染播散,皮肤出现水泡、坏死、捻发音,迅速出现全身脓毒血症。感染在皮肤浅表层面扩散,形成脂肪坏死,小血管血栓形成是本病的特征性病理改变。应采取迅速而彻底的治疗,复苏治疗、应用广谱抗生素和手术清除失活组织。当患者由急性期恢复以后,需进行生殖器皮肤重建,可以采取皮肤移植和皮瓣移植联合的方法。

手术治疗

一经确诊,在患者病情稳定的情况下,尽快采取手术清除坏死组织。尿道、膀胱和下消化道的影像学和内镜检查有助于寻找感染源。围术期给予抗生素、吸氧、补充液体必需的。要给予患者重症监护,脓毒血症随时可导致心肺功能衰竭。彻底去除坏死组织至显露新鲜出血创面。首次清创后 24 小时行再次清创,以清除继续坏死的组织(图 14.25、14.26 和 14.27)。

手术效果

死亡率较高,据报道死亡率为 50%~75%。感染的严重程度可通过一些指标来判定。阴囊坏疽评分(FGSI)由下列指标构成:

- 体温;
- 心率;

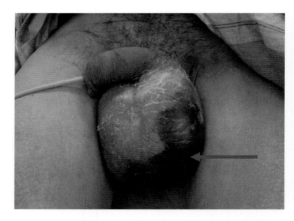

图 14.25　阴囊底部的坏死区域(蓝色箭头)伴有红斑和水肿。

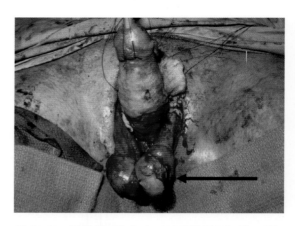

图 14.26　清除坏死组织直至显露新鲜组织层。要切除所有能钝性游离的组织。将睾丸缝合到一起,这样有利于后期阴囊重建。(承蒙 Jack 教授提供。)

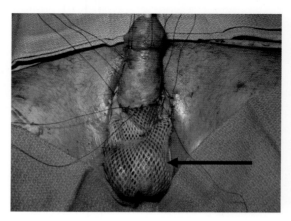

图 14.27　肉芽组织形成后采用网状皮片移植重建阴囊。(承蒙 Jack 教授提供。)

- 呼吸；
- 白细胞计数；
- 红细胞压积；
- 血钠；
- 血钾；
- 血肌酐；
- 血二氧化碳。

每一个指标按偏离正常值的程度分为 0~4 分。总分大于 9 分则有较高死亡率。

外伤性生殖器截断

外伤性生殖器截断多发生在意外损伤或是自我伤害的情况，特别是患有精神病的患者。阴茎坏死可因使用阴茎缩束环和电击损伤导致。

临床特征

阴茎截断的患者多为精神病患者自残或者因家庭暴力导致。不过，双侧睾丸和阴茎的截断伤多因生产意外事故损伤或战争损伤导致。

手术治疗

应尽一切可能复苏被截断的生殖器，将其放入碎冰保存。给予患者复苏治疗，应用广谱抗生素。采取显微外科手术。去除失活组织，清洗伤口去除异物。对于阴茎截断的手术，应先吻合尿道，再吻合阴茎海绵体。随后，以显微外科操作吻合背深静脉、阴茎背动脉和阴茎背神经。

如果以上操作成功，阴茎头则会表现血流循环建立，皮温增加。术后不可避免出现阴茎皮肤缺失，需要后期分层皮肤移植片修复（图 14.28、14.29、14.30、14.31、14.32、14.33、14.34、14.35 和 14.36）。

术后护理

术后应保持阴茎竖起。术后超声监测阴茎血流情况。对于不完全截断的病例，阴茎皮肤缺损可在健康肉芽形成后植皮。

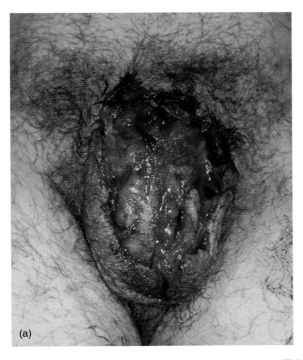

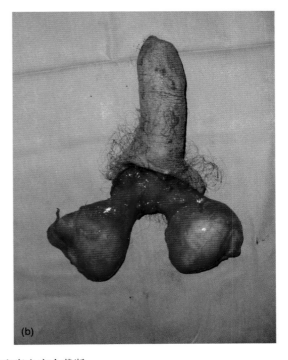

图 14.28　(a,b) 阴茎和睾丸完全截断。

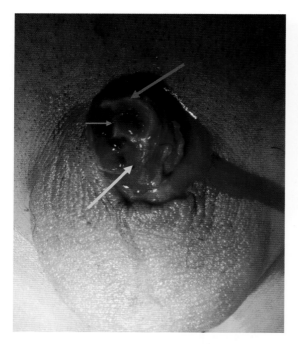

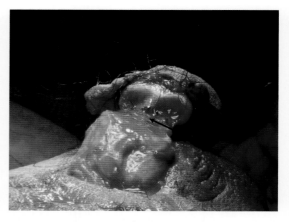

图 14.31　尿道(黑色箭头)用 4-0 polyglactin 缝线缝合。

图 14.29　阴茎体部截断伤。阴茎海绵体纵隔(红色箭头)。尿道(黄色箭头)和左侧阴茎海绵体(蓝色箭头)。

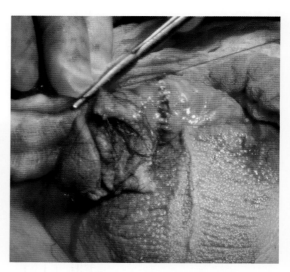

图 14.32　尿道修复后,用 2-0 或 0 号 polydiaxanone 缝线缝合阴茎海绵体白膜。

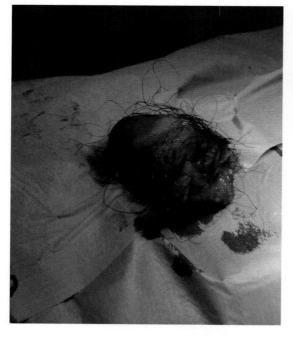

图 14.30　放入碎冰保存的阴茎远端。

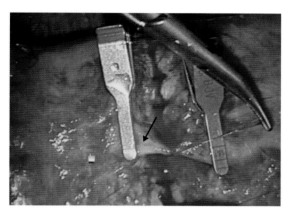

图 14.33　对背深静脉(黑色箭头)进行显微外科吻合。

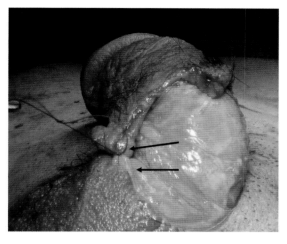

图 14.35　用 4–0 polyglactin 缝线缝合肉膜层。

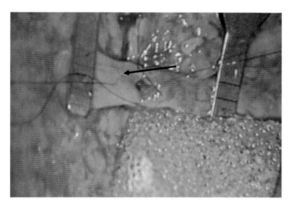

图 14.34　用 8–0 尼龙缝线行血管吻合,依次吻合背静脉、背动脉和神经。

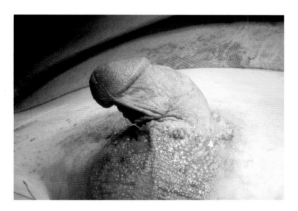

图 14.36　用 4–0 polyglactin 缝线缝合阴茎皮肤。

(吴建辉　译　马庆彤　校)

索　引